釈尊の断食と呼吸法

心身を覚醒させるウポワズと呼吸法

前田行貴

元日印教育協会総裁

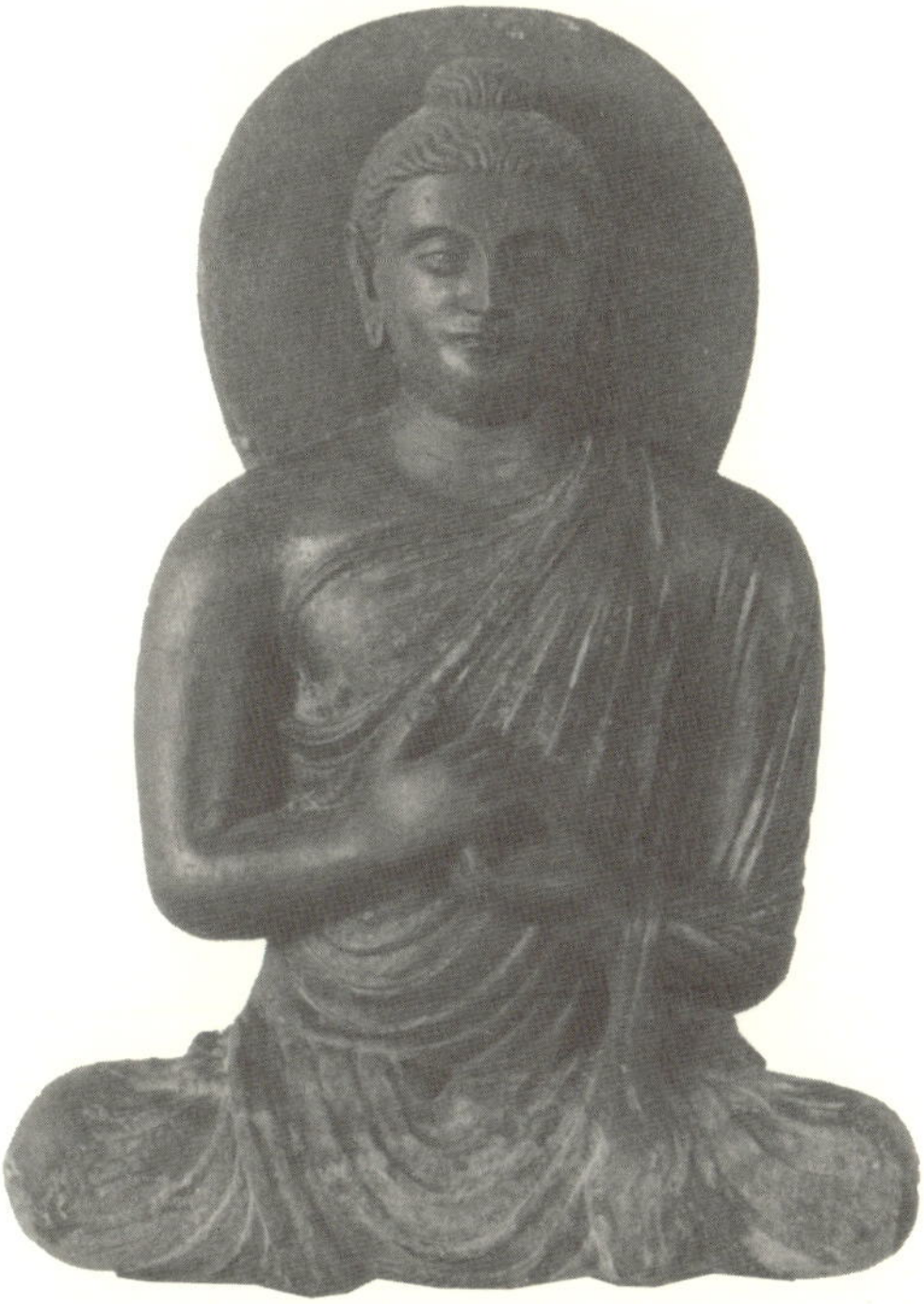

地湧社《ちゆう》

はじめに

ギリシャのミトレス学派の創始者であり、万物の根元は水であると説いたターレス（前六二四―五四六）は、自然哲学の開祖と尊称されていますが、彼には九つの対話（註1）があり、その対話の中で世界中で最も難しいこととして〝自分自身を知る〟ことを挙げています。またギリシャで最古の神殿として伝えられているデルフォイのアポロ神殿の御神体にも〝汝自身を知れ〟と、刻銘されています。自分自身を知ることは、人生で真に尊い至高のことでありますが　容易なことではありません。

ターレスよりおよそ六〇年後、インドで釈尊は自らの生命を賭《と》しての体験から「自分自身とは何ぞや」「人間いかに生きるべきか」「永遠の生命とは何か」という命題について正しい道を教示されました。それは深遠にして人類にとって真に不滅の尊い真理でありました。その中の一つ「正命《しょうみょう》（正しい生活）」（註2）は、無病息災に至るための道です。これは「正しい食事法」と「正しい呼吸法」を説いたシンプルにして高遠な教えです。

現在、日本は美食・飽食の時代となっていますが、それは高度経済成長時代の始まった一九六〇年以降のことで、わずか六〇年もたっておりません。歴史的にみると、太古の昔から人間は飢餓と闘い続けてきて、これに備えうるような身体となってきています。人間は飢餓に耐えうる精神的な動物でもあるのです。

飽食に溺れやすい社会的環境ができあがったのには、欧米の単に分析的な栄養学の影響もあるでしょう。身体の真の欲求がなくても、時間が来ればあたかも条件反射のように目と口で食べています。私はこれを擬似本能と呼んでいます。そのうえ清涼飲料水等の甘味飲料が無造作に氾濫し、そのような環境の中で育った子どもたちに肥満児も多くなって、様々な病気をも醸し出している現状です。

食物を常に必要以上に摂取すると、どんなことが起こるのでしょうか。まず、呼吸が必然的に速く浅くなり、空気が充分に肺胞に達しないことになります。すると、食物をエネルギー化するために必要な酸素が不足して、不燃焼物は腸内に溜まり便秘となります。糞便中の有毒成分は血液中に吸収され、瘀血《おけつ》となって心身に異常を起こし始めます。私たちが生きていくうえで「適切な食物と適切な呼吸」が、いかに大切であるか、このことを私たちはよく考えてみなければなりません。

0《ゼロ》を発見したのはインド人です。この発見によって、数は天文学的にさらに無限大に発展し、とどまるところを知らないこととなりました。インドでは0を「シューニヤ」または「シューニャター」といいます。このサンスクリットの言葉「シューニャター」は「空《くう》」を意味するものでもあります。

「摩訶般若波羅蜜多心経《まかはんにゃはらみったしんぎょう》」には、観世音菩薩がすべての現象を「空」と認識された時に、すべての問題は解決し、悟りに到達せられた…と説かれています。

「ウポワズ（断食）」は肉体的にマンネリズムになっている食事を断ち、胃や腸や内臓器官を少しでも「空」に近づけることです。そして自身の肉体の反応を静かに顧みて、自己の本性を再認識し、心身共に浄化することです。空腹の爽やかな味わいは、人間性を高揚し霊性の顕現にも直結します。「空」になるような努力精進によってこそ、理念の動物である人間は神への道、仏への道に直進できるのです。「ウポワズ（だんじき）行法」の真の目的は、心身共に「空」になることでありましょう。その具体的実践の方法を、二五〇〇年前に釈尊は示してくださっているのです。

インドのガンジス河を中心に、釈尊の遊行足跡の聖地が点在しています。私はそれらの聖地を訪ねてかれこれ四十五年になりますが、いつもその仏跡から湧き出ずるプラーナ

（永遠のエネルギー、生気）をいただいては、あらためて釈尊の正覚成道（悟り）への道でもあった「断食法」と「呼吸法」が身近になり、その尊さを再認識しています。

合掌

（註1）ターレスの九つの対話

全世界で最古のもの…………………神
〃　最も美しいもの…………………宇宙
〃　最も大きなもの…………………空間
〃　最も早いもの……………………思い
〃　最も良いもの……………………自由
〃　最も強いもの……………………必要
〃　常にもつべきもの………………希望
〃　最も簡単なこと…………………悪口
〃　最も難しいこと…………………自分自身を知る

（註2）八正道《はっしょうどう》の一つで、他に正見（正しい見解）、正思（正しい思考）、正語（正しい言葉）、正業《しょうごう》（正しい行為）、正精進（正しい努力）、正念（正しい理念）、正定《しょうじょう》（正しい精神統一）があり、これを正しい道の真理（道諦《どうたい》）という。

釈尊の断食と呼吸法　目次

第二部　釈尊の呼吸法

【付録】

第一部　釈尊の断食法

第一章　釈尊の悟りへの道

——ウポワズ（断食）と呼吸法——

釈尊の出家

釈尊が王子シッダールタとしての華美な宮廷生活を捨て、カピラヴァストウを出城されたのは二十九歳の時です。ヤショーダラー姫と乳児ラーフラの熟睡中のことでした。シッダールタ王子は人間の「生・老・病・死」である四苦を正面から見据えられ、苦行に励む当時の出家者のあり方に疑問を抱かれていました。そして当時のバラモン教の教える「輪廻転生」（註1）に疑問を持たれ、「永遠の生命とは何か」ということを真剣に悩まれました。ただ単に「何のために生きているか」ではなく、「人間いかに正しく生きるべきか」という問題を解決する「道」を求め続けておられたのです。

まず、シッダールタ王子は当時の文化国であるヴァッジ国のヴァイシャーリーにアシュラム（ヨーガ道場）を営む聖仙アーラーダ・カーラーマを訪ねられました。ヨーガ（註2）とは宗教への道であり、宗教と健康が一体となり大自然に即応する生き方を示すもので、「宇宙の創造神」と一体となるためのバラモン階級（最上級の祭司階級）の行法でした。

このヨーギー（ヨーガの師）のもとでシッダールタ王子は「何事にも執着しない無一物の状態となる禅定《ぜんじょう》」（註3）について修行されました。

努力精進は人間の素晴らしい特性です。しかし、それは欲望から出発しています。その欲望に執着すると努力精進も善から悪に陥ります。シッダールタ王子は、心身一如で精神を統一し純化した時、すなわち一切の欲望の執着心を捨て、大自然との一体感（註4）のみを持し、雑念妄想にとらわれなくなった時、初めて「禅定の道」に達することを体得されたのです。

それからさらにシッダールタ王子はガンジス河を西に渡って、当時最高の文化国家であったマガダ国に行かれ、ラージャグリハ（王舎城）郊外のパーンダヴァ山にアシュラムを営む聖仙ウドラカ・ラーマプトラを訪ねられました。そのヨーギーのもとで「無念無相・精神統一の禅定による輪廻からの解脱」という問題について修行されました。そうしてメディテーションとコンセントレーション（禅定三昧）で、最高の極地まで達せられ、ヨーガの真髄を究められたのです。

しかしそれにもかかわらず、シッダールタ王子の念願した「永遠の生命とは何か」「人間いかに正しく生きるべきか」の問題についての完全な解決は得られませんでした。

苦行の果てに

古代インドの二大修行方法には、瞑想行と共に伝統的な苦行がありました。苦行は「タパス」といわれ、功徳を積むという意義もあります。あらゆる修行方法に挑戦されたシッダールタ王子は、「最後に残すのは苦行あるのみ…」と考えられ、ウルヴィルバー（苦行林）への道に進まれました。

当時の伝統的な苦行は、極端なウポワズ（断食）や極端な断眠・断息であったり、意識的に朦朧となるまで自らの肉体を苦しめたり、物質的欲望を抑えて精神生活の向上を目指したりするものでありました。たとえば、樹から逆さにぶら下がって呼吸を停止するなどの苦行によって、神秘的な力を得ようと努める人たちもいました。これらの苦行が全うされた者は、精神的・超人的な能力（神通力）を得て悟りに至ると信じられていたのです。シッダールタ王子の苦行は五年間あまり続きました。しかし、いたずらに肉体を痛めつけて損なう苦行は心身の浄化と強化には合わず、一日一粒の玄米と胡麻による長期のウポワズ（断食）もまた無意味なことを自覚されました。

「中道の思想」と呼吸法

そこで、苦行林を出て尼連禅河《にれんぜんが》で沐浴して身を清められ、ニャグローダ樹（バニヤン樹）の下で静かに瞑想に入っておられたその時、どこからともなくヴィーナ（琵琶のルーツの楽器）の音が流れてきました。弾琴の調べはまさに天人の奏でる幽玄の世界です。ウポワズ（断食）中であったため、感覚は特に鋭敏でした。その美しい弦の音も、弦の糸を強く締めすぎては切れてしまい、緩めすぎては美しい音色にはなりません。このダイナミックな音色の響きの中に「中道の思想」は芽生えてきたのです。

それから前正覚山《ぜんしょうがくさん》を経て菩提樹の下に行き、一週間のウポワズ（断食）行に入られ、時間・空間・カルマ（因果・業）を超越した瞑想によって「正覚成道《しょうがくじょうどう》（悟り）」に到達されたのです。

これを確固たる不動のものにしたのが、プラーナーヤーマの呼吸法の実践です。呼吸は平常では自律神経の働きで自動的に営まれています。吐く時に自律神経の弛緩を司るのは副交感神経、吸う時に自律神経の緊張を司るのは交感神経です。釈尊は試行錯誤の末、この相反する機能を持つ両神経の「弛緩と緊張」のバランスが大切であることに気づかれました。そして呼息と吸息の意識的なコントロールが自律神経を調整し、心身の調和、健全さをもたらすことを自覚し、体得されたのです。

当時のヨーガは宗教と健康の一体化した心身一如の最高の行法でしたが、苦行が最終的な唯一の方法論でした。釈尊は、この固く信じられていた苦行では正しい生き方に到達できないことを確信され、「中道思想」の考え方を人類史上初めて確立されたのです。

釈尊とウポワズ（断食）

釈尊は「正覚成道（悟り）」に到達されたのち、今後の教化をいかにすべきかと、さらに一週間の瞑想とウポワズ（断食）行を実行されました。そして不滅の教えとして「八正道《はっしょうどう》」が説かれましたが、その中の一つである「正命《しょうみょう》」が、正しい食事と正しい呼吸についての教えです。

釈尊は一日食を断つという平易な方法から三日や一週間などのウポワズ（断食）を実行され、人々が病気に冒されず常に健康を保ち健全なる心身を陶冶《とうや》するためには、またもし心身に異常を感じたら、まずもって食を断つことが肝要であることを感知されました。そして、満月の日の一日ウポワズ（断食）や、月に一度の三日ウポワズ（断食）を行なうことを推奨されました。

ウポワズ（断食）を長く続けることは、心身を「空《くう》」に近づけて浄化するすぐれた行法ではありますが、ウポワズ（断食）後の復食には食を断った日数と同じ日数の期間が必要で、一般の人々にはこの復食期間が守り難いのです。せっかくウポワズ（断食）を全うし

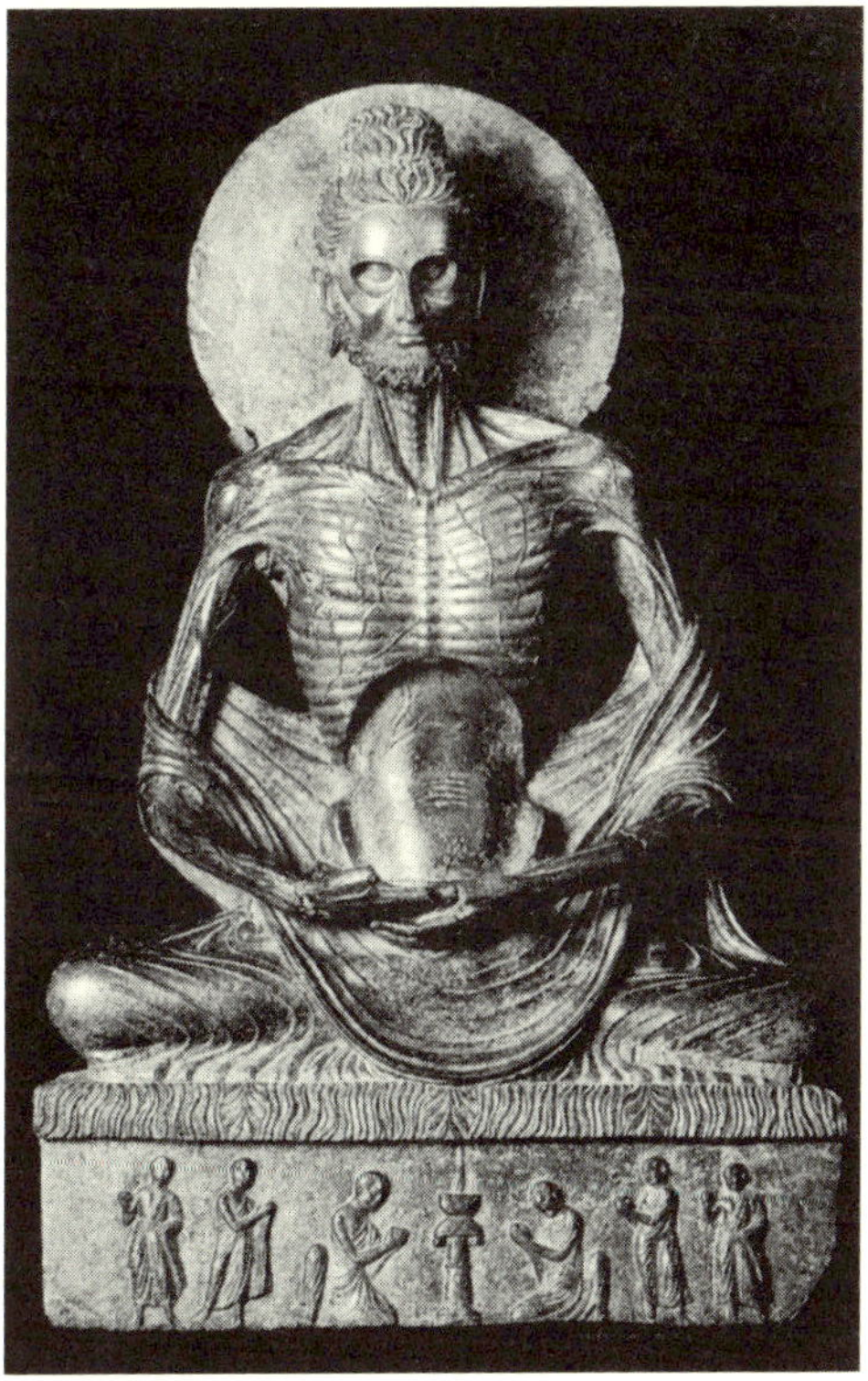

釈尊の断食中における呼息から空息

ガンダーラ仏像の特徴であるヘレニズムの影響によるリアルな様式である。横隔膜が最上限に達して空息状態を示し（第二部参照）、肋骨は露出し、大動脈はあたかも躍動しているようで、まさしく生と死の極限に立つシッダールタ王子の厳粛なる真理追究の崇高な姿である。

（ガンダーラ地方シクリ出土・青黒色片岩によるAD３世紀の作
パキスタン、ラホール博物館蔵（84cm×53cmの等身大））

ながら、その後の復食期間中に食べ過ぎて失敗すると、かえって体を悪くします。釈尊は短期間と長期間のウポワズ（断食）の試行錯誤の体験の結果、難行道（註5）よりも誰でも実行可能な易行道を選ばれたのでした。

（註1）輪廻転生とは、肉体が滅びても不滅の霊魂が存在し、生まれ変わり死に変わることを意味する。どこにどのように生まれ変わるかは、生前行為の善悪の性質によると考えられた。インドの思想では、人は最高の目的である「解脱」に達するまでは、カルマ（因果・業）により輪廻を継続すると考えられている。

（註2）ヨーガとは、サンスクリット語の「結びつける」という意味で、「結合」「調和」「バランス」を示す。したがって「神との結合」「大宇宙（大自然）と小宇宙（人間）との結合」ということにもなる。当時はバラモン階級のみに許された行法で、四五〇〇年の伝統を持つ。漢訳では「瑜伽《ゆが》」。

（註3）禅定とは、一心に集中して瞑想し、無念無想になって、真理を観察すること。

（註4）釈尊は「大自然を抽象化すれば神となり、神を具象化すれば大自然となる」と述べられている。

（註5）難行道とはあらゆる苦難に耐えて修行することによって悟りに到達しようとする方法。

第二章　ウポワズ（断食）の意義

1 ウポワズ（断食）とは自分の本性である神に還ること

ウポワズ（断食）とは、自分の本性である神に還ることである
自我を捨て、謙虚な心になって大自然への全托に至る至高の行法である

古代より人は、食物を減じ、あるいはまったく絶つことによって精神的高揚・神秘的世界との交流が得られることを自然に感知していました。断食のことをサンスクリット語（梵語）では「ウポワズ」と言い、これは「自分の本性である神に還る」という意味です。

釈尊の時代の古代インドのバラモン（祭司階級）は、「神の存在は絶対的なもので、人間外の超越したところにある」と信じていました。歴史上、この抽象的な「神」の概念を精算されたのは釈尊が初めてです。後世の『聖書』にも見られるように、神の存在を「我が

心の中にあり」とされたのです。

以来、古代インドの修行者や聖人たちは、ヒマラヤ山中やガンジス河畔でヨーガ行法による瞑想とウポワズ（断食）行に励み、人間の意識の世界から神聖なる宇宙の真実の世界に触れていきました。これらの人々は人間の深奥に、神と同じような宇宙的存在、すなわち「神性意識（真我）」の在ることを感知し、一切を超越した存在が自己の内に在ることを自覚したのです。

古代インドの古聖詩では、次のようにも謳われています。なおインド古聖詩の原典はメソポタミアの粘土板の中にあります。

すべての物の中に神が潜む
神は鉱物の中で眠り
植物の中で夢を見
動物の中で目覚め
人間の中で自らの姿を顕さんとしている

釈尊は「一切衆生悉有仏性《いっさいしゅじょうしつうぶっしょう》」と説かれています。価値ある人生を生きるには、まず自分の本質の尊さを正しく自覚することが必要なのです。

釈尊が一日あるいは二、三日のウポワズ（断食）行を平常実践され、またお弟子にも勧められ、一般の健康な人にも一週間を限度に指導されておられたことは、注目すべきでしょう。一日一食主義より始めて、半月間に一食のみといったいろいろな実践行から感得された普遍的な方法です。

ウポワズ（断食）は世界のあらゆる宗教で、それぞれの方法の相違はあっても修行形態として実行されています。特にインドでは古くからその行法に親しみが持たれてきましたが、近世ではインドの国父と尊称されたマハトマ・ガンディーの独立自治運動のための十回に及ぶウポワズ（断食）行が特に有名です。ガンディーといえばウポワズ（断食）が想起されるほど密接に結びついています。

ウポワズ（断食）は、人が逆境や難関に遭遇した時、エゴ（自我）を捨て、謙虚になって他人に迷惑をかけることなく、静かに大自然への全託に至る至高の行法なのです。

2 ウポワズ（断食）は空腹の爽やかさを味わうマイナス栄養

食物を摂取し、それを同化して生命力を維持することをプラス栄養というこれに対して、食を断ち空腹の爽やかさを味わうことをマイナス栄養という0《ゼロ》（空《くう》）こそ理想的なバランスであり、健康維持の鍵である

中国ではすべての物は陰陽の気からなり、気の消長（気が消えていくか増えていくかということ）によって支配されると考えますが、同じように0《ゼロ》を発見したインドでは、プラスに対する「マイナスの思想」があります。

生命を維持するために食べるということは「プラス栄養」で、これに対して、食を断ち空腹の爽やかさを実感することを「マイナス栄養」といいます。食べることに対して、食

べないことも大切であるという考え方です。食生活のうえで一日一回空腹の爽やかさを味わうよう心がければ、理想的なバランスが維持されて、心身の健全な生活が全うできるのです。

私たちは口から入れた食物を消化・吸収し、エネルギーにして生きています。

一方、「病は口より入る」という警句もあります。

栄養はほとんど小腸から吸収されますが、人間の腸内には一〇〇種類以上、一〇〇兆個以上の菌が棲んでいて、その大部分が小腸下部から大腸にいたる酸素の少ない腸壁にくっついています。これを腸内細菌叢《そう》といいます。その中の悪玉菌が、吸収されなかったタンパク質や脂肪を腐敗させたりするのです。また過食によって腸内に溜まった老廃物は、腸壁に付着して正常な栄養吸収や排便機能を妨げて、健康や美容の敵となります。

ウポワズ（断食）によって、栄養分がストップすると、生体の栄養状態のバランスが崩れることになります。その回復をはかるため、体内の調整とホメオスタシス（恒常性）の復元力が強化され、自然治癒力は活発になります。白血球が増加し、その喰菌作用によって病的化した細胞組織をも血液に戻し、正常化させることになります。それがマイナス栄養の結果なのです。

3　ウポワズ（断食）は人間の本能をコントロールする最善の行法

ウポワズ（断食）は人間の本能をコントロールする最善の行法であり、食物に対する感謝の念を再認識させる

現代のインドの貧困な肉体労働者たちの食生活は、栄養学的な立場からみると、まったくアンバランスな状態になっています。

それにもかかわらず、現実に彼ら労働者が強烈な酷熱期の太陽の下であれほど過酷な肉体労働に耐えられることには、この国に古代より続いている週に一日食を断つ「一日ウポワズ（断食）」の慣習が大きく影響しています。

毎週ソムワル（月天の日、月曜日）ないしマンガルワル（火神の日、火曜日）の一日は、

ヨーガの元祖でもあり破壊と再生の神であるシヴァ神の日とされています。人間が、偉大なシャクティ（性力）を拝受するために、シヴァ神にあやかってその日一日、食を断つのです。

確かにインド人の貧しい食生活で、そのうえ週に一日の食を断つウポワズ（断食）は、一見矛盾したものではあります。

しかし実際には、ウポワズ（断食）によって内臓諸器官が活性化し、吸収力の増大と白血球の増加が得られ、そして何よりも食物への感謝の気持ちが唾液の分泌をより活発にさせているのです。酸性化傾向になっていた体内が理想的な弱アルカリ性傾向に自然と変換される点も忘れてはなりません。

この「一日ウポワズ（断食）」がインド大の心身強化にどれだけ大きな役割を果たしているか、現代栄養学だけではとても計り知れません。

今日、食物が満ち足りて過食が社会問題化している日本人にとって、この「一日ウポワズ（断食）」は大いに考えさせられ、反省させられる重要なポイントでもありましょう。

ウポワズ（断食）は、ややもすればマンネリズムとなり、貪欲になりがちな私たちの食欲や性欲の、基本的本能をコントロールする最善の方法です。まさに、古代インド人の深い智慧が生み出した、人類を救済する究極の方法だと思います。

ウポワズ（断食）は、私たちに食の貴さ、有難さを再認識させてくれます。飲食物を摂取する時、できるだけ無駄をなくすよう努めるのは、生物がそれぞれの犠牲による循環で成り立つ以上、生物すべての共存共栄への道です。さらにその結果は、万物の霊長である私たちの運命をより正しく強化することになります。

4 ウポワズ（断食）は運命開拓の道

ウポワズ（断食）によって気力や体力が落ちてくると、
自己の内面に潜在する本性が露見してくる
その時こそ過去世からのカルマ（業《ごう》）と向き合う反省の時であり、
運命開拓の時である

誰しもウポワズ（断食）に入ると、必ず一度は飢餓感に見舞われます。頭痛、全身をおおう倦怠感などの異常感覚も、遅かれ早かれ確実に襲ってきます、そのタイミングは各自の心身のコンディションによって異なってきます。一日目に頭脳に変調をおぼえて辛く感じる人、二日目にそれを感ずる人、あるいは三日目に感ずる人など相違があり、疾病のある人は病巣の部分が痛むこともあります。

この最初の飢餓感や異常感覚が通り過ぎると、うそのように脈拍・体温・呼吸も再び正常に戻り、ある種の安らぎを覚えてきます。ですから、最初から積極的に強固な意志と精神的堅固さをもって、ウポワズ（断食）に臨むのがよいのです。

しかし、平常とまったく異なる飢餓感は、時に心身に思いがけない体験をもたらしてくれるのもまた事実です。往々にして自己のカルマ（業）は、飢餓状態の頂点に達すると台頭してきます。その好機を活かすと、平素では決してつかめない自分自身の本性を容易に自覚できるのです。

釈尊は、「すべての現象は天の祝福である」と自覚することが、「人間としての覚醒（悟り）である」と、教えられました。自分のまわりで起こっている現象は、過去世から現在にいたる自分自身の歩みの反映といえるからです。

人は心身の異常とか体力の弱化を感じる時、往々にして自己の内面を露骨に現わし、また動物的な本性をも現わしてきます。

元来、人間の本性は美しく善であり、良心的な意識を持っています。中国の孟子は、釈尊より二百年後に「性善説」を唱え、その七十年後に荀子は、逆説的に「性悪説」を提唱しました。人間の本性を精神的に追求すれば「性善説」となり、肉体的な欲望に執着すれば「性悪説」となります。

「個体発生は系統発生を繰り返す」とは、ヘッケル（一八三四〜一九一九）の生物学上の卓越した識見ですが、それに類似した現象で、生物には「先祖がえり（帰先遺伝）」が起こることがあります。これは、生物が環境の激変で、特に不良条件下に置かれると、平生の立場がゆらぎ、先祖の姿を現わしてくる現象です。

たとえば、都市の街路樹として植栽されているイチョウの樹は、毎年冬季に入る前に剪《せん》定《てい》されます。これは成長を人為的に抑制しているわけで、イチョウにしてみれば不自然なことであり、不良条件下に置かれた姿です。その時、幹の根元からヒコバエが生じてきます。

イチョウの葉は扇形をしていますが、幼木では中央の切れ込みが深く、成木では浅くなり、時にはなくなったりします。先端は波形で両側のあたりは真直ぐになっています。ところが、ヒコバエの葉は、普通の扇形と異なり、亀裂の多い不整形の葉です。また剪定された枝の部分から、その不整形の葉を生じていることもあります。不良条件下で不整形の葉を生ずるのは、中生代（三畳紀やジュラ紀）の暴風などの激しい環境下で生存して

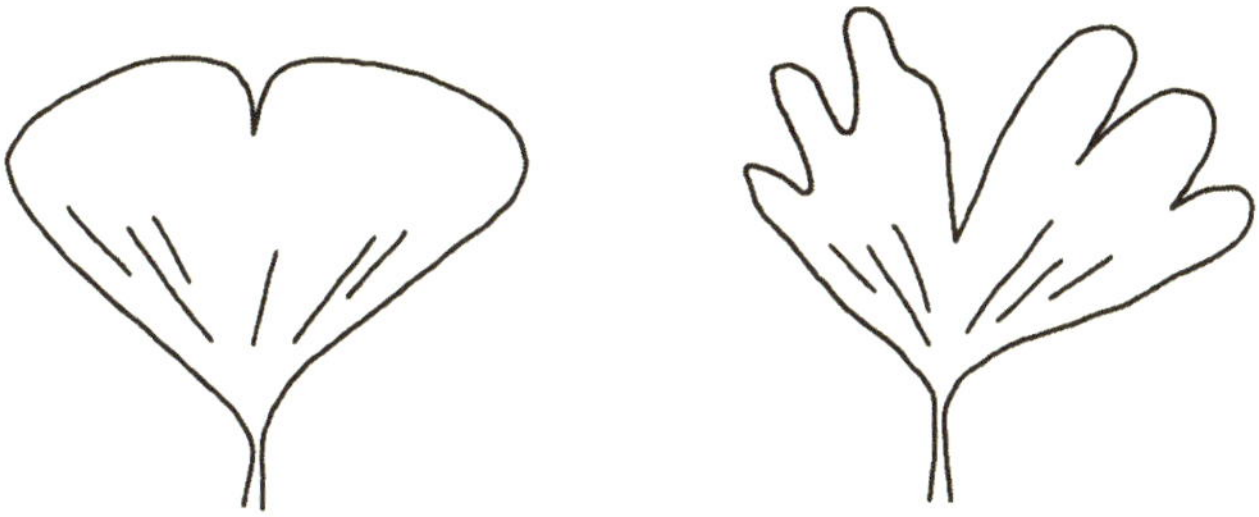

通常のイチョウの葉（扇形）　先祖がえり現象のイチョウの葉

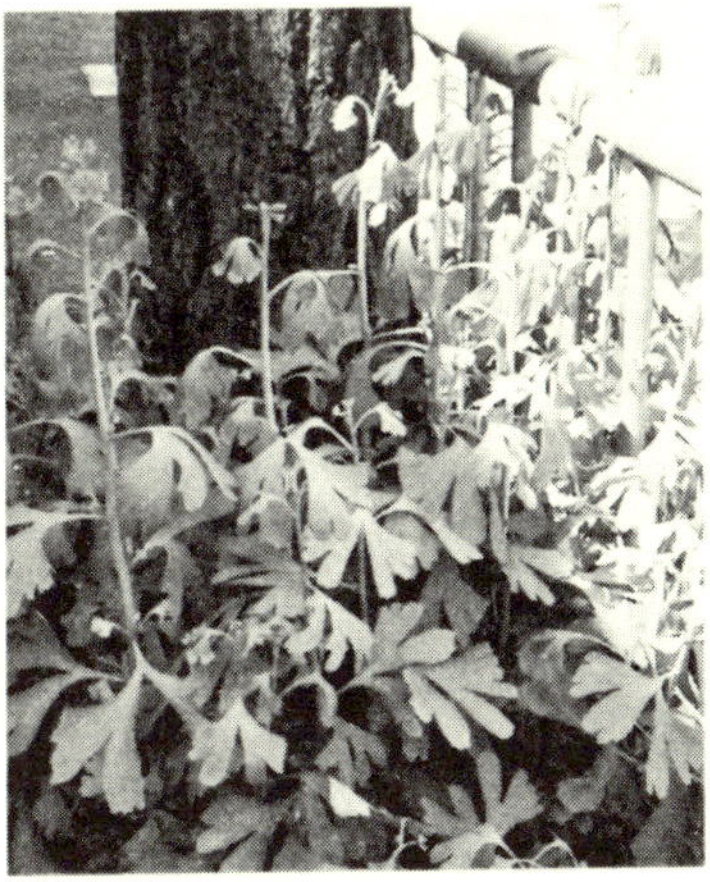

生物は不良条件下に置かれると、自己の本性を現わすことがある。イチョウ樹の剪定によってヒコバエが生育してくるが、葉は先祖がえり現象で中生代の葉型を再現する。

きた、過去の様相を示しているのです。

人間もまた同様です。戦争や飢饉などの食糧難で飢餓状態が続くと、自己本位になり、欲望に執着し、弱肉強食の様相さえ生じてきます。一方、精神的な人は、自己の生命の終わりまで隣人愛に徹し、自分を犠牲にしても他人を助けようとします。これは、人間の本性が、元来「神性意識」を包蔵しているからです。

人は不幸な運命に遭遇すると、多くは本性である謙虚さや忍耐力を忘れ、「神性意識」は覆い隠されて、「性悪説」に陥ってしまいます。その不平不満の姿が、先祖がえりすなわちカルマ（泉）の暴露であり、潜在意識の発露でもあります。しかし、不幸な運命は過去世からのカルマの消えていく姿で、次元の高揚の時でもあり、運命開拓の時です。その時こそ本性への反省と再認識をする時です。意識的に飢餓状態を作り出すウポワズ（断食）は、その具体的方法でありもっとも卑近な運命開拓の道です。

5 ウポワズ（断食）は「肉体・心・魂」の三位一体を全うする

ウポワズ（断食）を実践し継続して行ずれば、肉体的な腕力は必然的に衰え、争いなどの思考は希薄となる
心は肉体に勝り、魂は心に勝り、神性意識は強固となる

「人間は万物の霊長である」といわれますが、人間の究極の目的は、自己の深奥に存在する神性（真我）を実現し、自分自身の本性である神と一つになることです。ここに万物の霊長としての意義があるのです。

あらゆる宗教はこの目的に向かう道であり、教義の相違はあっても、人格を高める力を持っている点では同じです。

わけ登る麓《ふもと》の道は異なれど、
同じ高嶺《たかね》の月を見るかな

この道歌は、宗教の本質というものを見事に表現しているといえましょう。マハトマ・ガンディーも「すべての宗教は、同じ目標に向かって集中する別々の道である」と、この道歌と同じ意味の金言を残しています。

ですから、それぞれの宗教は互いに排斥し合うのではなく、切磋琢磨、共存共栄の実をあげなければならないのです。にもかかわらず、現実にはいまだに宗教戦争が引き起こされます。多くの宗教が断食を行として実践していますが、何のためにそれを行なうのか再認識し、反省すべきでしょう。

ウポワズ（断食）は「人間の本性である神に還る」行法です。人間は、肉体と心と魂から成っており、このバランスが大切です。ウポワズ（断食）を実践すれば、肉体的な腕力は必然的に衰え、飢餓感を乗り越える頃には争いなどの思考は希薄となり、それに反比例するかのごとく正常な神性意識（魂）は強固となってくるのです。

「心は肉体に勝り、魂は心に勝る」といわれています。この肉体・心・魂の三位一体の円満な発達を全うするために、ウポワズ（断食）行の実践ほど尊いものはありません。

6 ウポワズ（断食）は胃腸を休養させ宿便を排泄する

ウポワズ（断食）をして胃腸を洗浄すると、宿便が排泄されるので腸管がきれいになり、腸の運動も快調となる

人間や動物の体には四つの重要な機能があります。
①食物を「消化」する働き。
②それを「吸収」する働き。
③それを「燃焼」してエネルギーに変換する働き。
④その時に生じたガスや吸収されなかった老廃物などを体外に「排泄」する働き。
この消化・吸収・燃焼・排泄という新陳代謝作用は、本来バランスよく営まれているの

ですが、不自然な生活と食生活の誤りでアンバランスとなり、その結果病気の発生を招くことになります。

ウポワズ（断食）をすると、食物の摂取がないので、ふだん消化と吸収の働きをしている胃腸に負担がかからなくなります。そこで胃腸は休養することができます。そうして、体内に蓄積されていた過剰な炭水化物・脂肪分・タンパク質などが燃焼されて、これがエネルギーとなります。また、細胞や組織の中に滞っていた老廃物や、病気の原因となる病毒素も燃焼されて排泄されることになります。

さらに、ウポワズ（断食）後、自然の食物で胃腸を洗浄すると（註1）、宿便が排泄されるので、腸管もきれいになり腸の運動も快調となります。

宿便とは、長期間にわたって腸に滞留していた便です。宿便は黒色をしていることが多いのですが、黒い便＝宿便ではありません。胃腸の処理能力を超えて負担をかけ続けた場合に、腸の中に渋滞する排泄内容物の総称です。二～三日前に過食したものが宿便にもなります。毎日排便のある人でも、五〇〇～六〇〇グラムの宿便が残ることが多いので、注意を要します。

腸内環境の浄化は、健康の要点です。ウポワズ（断食）以上に卓効のある方法はありません。

　実際、宿便が排泄されると、翌朝洗顔時の皮膚のなめらかさで、再生の第一歩は実証されます。そして誰しもが眼は新鮮となって生き生きし、世の中が明るく見え、頭はすがすがしく冴え、心身とも気持ちよく新鮮な気力に満ちてきます。ウポワズ（断食）は体質改善の最適な方法なのです。

　血液の質を良くするには、体内の排泄物を毎日スムーズに排泄することです。腸の働きが悪くなると万病の源ともなります。腸が悪くなると、肝臓も悪くなるので解毒作用が難しくなるのです。健康のバロメータは腸であると言っても過言ではありません。


（註1）胃腸の洗浄方法については第三章で説明。

7 ウポワズ（断食）は瘀血《おけつ》を排除する

繊維質食物の不足や運動不足、生活環境の変化で腸の蠕動《ぜんどう》運動が弱まると便秘となり、長く続くと慢性便秘となる

それが宿便となり、瘀血《おけつ》となる

この瘀血《おけつ》の要素排除のために、ウポワズ（断食）は大切である

老廃物を外に出す新陳代謝は、生物の生存に不可欠ですが、便として排泄される固体性のもの、尿や汗として排泄される液体性のもの、肺と皮膚から排泄される気体性のものがあります。

便秘は腸の蠕動運動が弱って起こる固体性の新陳代謝の停滞で、原因は食物、特に繊維

質の不足、運動不足、旅行などによる生活環境の変調などです。

一日に一～二回の便通のない状態が長く続くと慢性便秘となります。腸に食べた物が停滞し、それが宿便となり、糞便中の有毒成分が血液の中に吸収されて、身体にいろいろな異常を起こしてきます。

たとえば、便秘が長く続くと自律神経のバランスが崩れて血液循環が悪くなり、集中力が低下します。そして情緒不安定となり、心労やストレスが溜まってきます。そのうえに消化吸収が悪いために、脳に十分な栄養が供給されなくなって脳は老化していくのです。

また、宿便に含まれている未消化物が、細菌などの微生物によって分解されて、腸の中で腐敗と発酵が進むと、発ガン物質などが盛んに生産されることになります。宿便が腸を汚染しているのです。

健康な体を維持するためには、血液の成分や酸素、それぞれの栄養分のバランスが保たれていなければなりません。それらが過剰あるいは過少となったり、有毒成分の発生によってアンバランスになると、血液は濁り、アシドーシス（血液中の酸が過剰になること。詳細は12で説明）となって、これが瘀血の要素となります。便秘は瘀血を作る原因となるのです。

清浄な血液が成分のバランスを崩して不純な血液、すなわち瘀血になると、これが血管壁に傷やヒビを付けたり、毛細血管の最末端に炎症を起こしたり、さらに血栓を作って血液の循環を停滞させたりします。

血液の循環に無理がかかると、てきめんに皮膚に現われます。肌の色つや、柔軟性が失われていくので、皮膚の若さを保つためには、まず血管の若さを保つことです。

また一般に、年をとるにしたがって次第に血管の柔軟性が失われて動脈硬化となります。動脈硬化が起こると、すべての器官、あらゆる組織に血液を円滑に力強く送れなくなり、その結果衰弱し、老化し、病変等が起こります。もっとも起こりやすい所は、脳や心臓、肝臓や腎臓などです。

動脈硬化が進行すると、血管のいたるところに老化の兆候が現われ、固くもろくなった血管が血液の高い圧力を常時受けていると、もっとも弱い部分が耐えきれなくなります。そしてついには破れる危険も生じ、特に脳の毛細血管が破れると脳溢血が起こります。

ウポワズ（断食）は、瘀血の要素を排除して血管の老化を防ぎ、弾力性を保たせて、常に正常な状態に戻していくために最大の効力を発揮します。

8 ウポワズ（断食）は食品薬害の毒素を排出する

ウポワズ（断食）は毒素の排出をする
食品添加物や残留農薬などによる被害を未然に防ぐには
三か月に一度はウポワズ（断食）を実行すべきであろう

日本人の食生活は、二十世紀後半になって大きく変化してきました。生きるために食べていた時代から「食は楽しむもの」というグルメの時代となってきたのです。食の欧米指向、高級化が進み、さらに増大する食糧需要に対応するため大量生産と加工の技術が飛躍的に進歩しました。

年間を通して食品を安定供給するため、バイオテクノロジーなどの技術開発が進んでいます。そのような最先端技術の利用はまさに文化国家の象徴といえるのかもしれません。しかし一方では、作付けから収穫まで農薬漬けの農業生産物、合成飼料と抗生物質に依存する畜産物や水産物、また食品添加物にまみれた加工食品等、安全性に対する不安は増すばかりです。

これらの食品が人体に及ぼす影響を考えると、現在の食生活は楽しんでばかりはいられない危険性をはらんできています。

子どもたちの間にも、糖尿病や心筋梗塞などの生活習慣病が急激に増加しています。その原因は、コーラ・ジュースなど糖分過剰の清涼飲料水や、カップ麺など食品添加物を大量に含み、逆にビタミン類、ミネラル、繊維質などをあまり含まない加工食品類を好む食生活にあると指摘されています。

「食品添加物や残留農薬は微量であり、健康を害することはない」と言う人もいます。確かに一つの食品に含まれる量は、その時の健康状態に影響するほどではない微量なものであるかもしれませんが、その摂取が常習的になると体内に蓄積されます。この有害物質のもたらす毒素の体内蓄積は、今後研究が進むにつれてさらに新たな問題となっていくでしょう。

体の新陳代謝作用が正常であれば、ある程度は不純物を自然に体外に排出するものです。しかし体が活力を失うと、当然それらは体内に蓄積されていきます。

農薬や食品添加物など化学的な薬品による被害を未然に防止するための最善の方法が、ウポワズ（断食）です。

現代医学では、体内の毒素除去を対症療法である手術によって直接的、局所的に排除してはいますが、これは時には危険も伴います。

したがって予防医学の立場からも、ウポワズ（断食）による毒素の排出を実践すべきでしょう。三か月に一度は行ないたいものです。この人間の意志力によるシンプルな行法が安全なる生活への道なのです。

農薬や化学的薬品は特に肝臓に蓄積されますし、ＰＣＢなどは脂肪の中に蓄積、また濃縮されて神経系に蓄積されますので、ウポワズ（断食）による体内洗浄は最も有効な解毒作用でもあります。

9 ウポワズ（断食）の実行には確固たる意志が必要

ウポワズ（断食）は、積極的に確固たる意志をもって実行すべきで、消極的な心がけであれば、結局は成功しないことになる

『ジャータカ物語』に釈尊の前世における菩薩行時代の説話「狼のウポワズ」というお話があります。

ある年のこと、ヒマラヤ連山の雪どけ水の突発的な増水で、ガンジス河周辺の岩場が水浸しとなり、そこに住んでいた狼は岩の上に取り残されたまま、食べ物を探しに行くことができなくなってしまいました。

そこで狼も、困難に直面して前向きな考えに達しました。「食べ物はないし、食べ物を探

しに行くこともできない。どうせ何もせずに寝ころんで水のひくのを待つのであれば、いっそのことウポワズ（断食）でもしよう…」

そう発心して、狼はウポワズ（断食）を始めたのです。

その行状を天上界から観ておられた菩薩は「狼の着想は誠に善であるが、大いなる決意に欠けているようである。どうもこの狼の心中は怪しい」と思いました。そこで一つ試してみようと、神通力で自分の姿を仔山羊に変え、狼の目の届く場所近くに現われたのです。ウポワズ（断食）に入って優しくなっていた狼ですが、目の前に仔山羊の姿を見たとたん、食欲が出てきました。ウポワズ（断食）は別の日にしよう…と思うが早いか、優しさは忽然と消えて本性を顕わし、仔山羊に向かって飛びかかっていきました。

しかし、仔山羊は巧みに岩場を逃げ回って、狼はどうしても捕らえることができません。狼もさすがに疲れてきて、仔山羊が到底つかまりそうもないと思うと、ついに追いかけるのをあきらめ、元の場所に戻ってきました。ごろりと横になって、「とにかくウポワズ（断食）は破らずに済んだのだから…」と独りごとを言い、自分自身に腹を立てながらも納得したのです。

その時、菩薩は神通力で空中に姿を現わして、狼に対して忠告されました。「狼よ！　食物がなければウポワズ（断食）を実行しようと自覚したことは真に尊いことだが、単なる思いつきで確固たる決意に欠けていた。気まぐれに実行しようとしても、ウポワズ（断食）はむずかしい。私が姿を変えた仔山羊とも知らず、見た瞬間に食べることに夢中となり、せっかくのウポワズ（断食）に入っていたことも忘れて、飛びかかってきたではないか…。ウポワズ（断食）を全うするには大いなる意志と決意が肝要なのだ」と注意を与えながら、菩薩は天上界に昇っていかれたのです。

この説話は、ウポワズ（断食）の実行には清浄な決意である「アヒムサ（不殺生・非暴力）」（註1）と「不動の意志力」が大切であり、生半可な思いつきでは往々にして全うし難いということを教訓としています。

（註1）すべての食物は、植物や動物の犠牲の循環の上に成立しているので、「アヒムサ（不殺生・非暴力）」という共存共栄の心が大切である。

10 ウポワズ（断食）をすると、ケトン体利用で気分が爽やかになる

脳のエネルギー源が糖分からケトン体に変わると、
気分が爽やかになり空腹をあまり感じないようになる
また五感が鋭敏となり、直感的な感性が強くなる

およそ一万年前に氷河期が終わり地球が温暖化してくると、人間は農耕と牧畜による食糧生産を始めました。しかし生活環境は自然に左右され、また戦争など人為的な要素も加わって、人間の歴史には常に飢餓がついてまわりました。

今の日本は飽食の時代といわれていますが、それは高度経済成長時代の始まった六〇年代以降のことで、まだ五十年もたっていません。人間の身体は長い歴史の過程で飢餓に備

えうるようになってきているのです。

食を断つと、人体は体内の過剰物質からエネルギーを調達しようとします。まず血液中のブドウ糖（血糖）などの糖分を消耗します。体重六〇キロの人の血液中の糖分は一八〇グラム、エネルギー量に換算すると七二〇カロリーです。これは半日食べないでいると底をつく量です。ふだん過食の人が食を断って、頭の重さや頭痛、異常を訴えるのはこの時です。ふだんから少食の人はもともと血糖値が低いので、ウポワズ（断食）によって糖分が消費されてもあまり反応が起こりません。

さて糖分が消耗されると、次に体は体脂肪をエネルギーとして使い始めます。皮下脂肪と内臓脂肪などを合計すると、体重六〇キロの人で一五～二〇キログラム、エネルギー量換算で一四万カロリーとなり、これはおよそ二か月あるいはそれ以上何も食べなくても、水だけ摂取していれば生きていける量です。

ただし脳のエネルギー源としては、脂肪は利用できません。けれども脂肪やタンパク質が使われる時に作られるケトン体を利用することができます。ケトン体は、通常は体内に存在していませんが、糖分が消耗されたあとで脂肪を原料にして作られるのです。

脳のエネルギー源が糖分からケトン体に代わると、気分が爽やかになり空腹をあまり感じないようになります。また、味覚や嗅覚などの五感が鋭敏となり、直感的な感性が強くなります。ウポワズ（断食）中の脳波を見ると、α波が増えており、瞑想に集中している時の心身の状態に類似しています。

ケトン体は食を断って二日目頃から少しずつ増加していきますが、初めてウポワズ（断食）を体験する人は、順応するのに三～四日くらいかかります。したがって、その間は頭がボーッとして全身がだるいように感じ、中には頭痛を訴える人もいます。このような時は水浴か温冷浴をすると、それらの異常は消えます。

ウポワズ（断食）を定期的に実践していると、飢餓状態に達してもひもじさの限界を自覚しているので憂慮することもなくなり、心身共に安定感が生まれます。そして贅肉は取れて肥満体はスリムになります。

また、一日二十四時間中に八時間以上空腹を保つと、腸内ホルモンであるモチリンの分泌が始まります。モチリンの分泌は免疫力を高めます。それゆえに一日に一回は八時間食物を摂らないように心がけることが体力維持に大切なことです。

11 ウポワズ（断食）は自然治癒力を目覚めさせる

ウポワズ（断食）により食物が断たれると、生体はあらゆる面でエネルギー源のストップに対処し始めるそれは自然治癒力を身体に目覚めさせ、遺伝子の優勢的変異をもたらす

人間には元来自分自身の健康は自分の力で守る能力が自然に備わっています。エネルギー源としての食物が規則的に摂取されている時は、生体は体内に多少の支障があっても新陳代謝を続けて生命の維持に努めます。

しかし、食物がいったん断たれると、生体は自らを守るためにあらゆる面でそれぞれの能力を最大限に発揮して、エネルギー源のストップに対処しはじめます。すなわち、潜在

していた生命力の働きが活発化するという、生体本来の能力である自然治癒力の復活です。この現象が、根本的な体質改善の道であり、生命力の飛躍です。

昆虫の世界でも幼虫からサナギを経過して蝶へと変態しますが、変態する前の一定の期間は栄養物を摂取しません。オタマジャクシから蛙への変態でも、一定の期間栄養の摂取が行なわれていません。また野生のライオンは、種族継続の生殖期間になれば優勢な血統を残すため、一週間前後食を断ってのちに目的を全うしています（ギル国立公園動物保護区発表、インド、グジャラート州）。さらにサケ類は産卵のために上流に向かいますが、産卵まではやはり断食です。

人間には「脱皮」や「変態」はなく、他の野生動物のような本能的な断食は行なっていません。そして病気になれば自然治癒能力を利用するかわりに、現代医学の対症療法で直《ちょく》截《せつ》的に治療する方法をとります。すなわち、熱が高くなれば解熱剤を、下痢をすれば下痢止めをという具合です。

ところが元来生体は、身体の調和が乱れると、あらゆる本能的な手段でそのバランスの回復を図ろうとする力が備わっています。この自然治癒能力を最大限に喚起し発揮させるのがウポワズ（断食）です。

断食や飢餓状態によって、ガン細胞などが萎縮する可能性があると唱えたのは、千島喜久男博士（一八九九～一九七八）です。

千島喜久男博士は近代医学の常識となっていた「骨髄造血説」に対して「腸造血説」を打ち出しました。これは消化された食べ物が赤血球になるというものです。そして千島博士は赤血球が体の細胞に変わるという「赤血球分化説」を唱えました。健康で栄養状態のよい時は、赤血球は細胞に変化し、体が病気の方向に向かっている時は、赤血球はガンなどの細胞に変化するというものです。逆に各種の細胞組織は、断食などで栄養不足の状態になると赤血球に逆戻りします（組織の可逆的分化説）。したがって腫瘍、肉腫などの病変部も消失する可能性があるわけです。

なお、近年の研究では、十一日以上のウポワズ（断食）による遺伝子の優勢的変異も承認されつつあります。

12 ウポワズ（断食）は、血液を弱アルカリ性に保持し、病気を予防する

血液が酸性化傾向になると、人は病気にかかりやすくなる
ウポワズ（断食）によって、血液は弱アルカリ性の平衡状態に保たれる

血液が酸性化傾向になると、往々にして人は病気にかかりやすくなります。血液は弱アルカリ性（PH７・３５～７・４５）の状態に保たれていないと、本来の大切な働きを十分に発揮できないからです。

血液中の酸・塩基平衡が崩れて酸が過剰になっている状態を「アシドーシス」といいます。アシドーシスの学理は一九二〇年代後半に大阪大学医学部の片瀬淡教授によって発表

されました。化学的にはＰＨ７が中性ですが、血液では７・３５以下になると酸性化傾向といいます。

血液の酸性化傾向、アルカリ性化傾向は、血液中のプラスの生体イオンとマイナスの生体イオンの量に関係します。

血液の中に溶け込んでいるプラスイオンが多くなると、血液は酸性化します。そうなると細胞の新陳代謝は低下するので、どうしても排泄物は体内に蓄積されがちとなり、当然血液が汚れてきます。これが病気の発生素地となるのです。

血液中にマイナスイオンが多くなれば弱アルカリ性となります。細胞の新陳代謝は活発になり、悪いものや不純物は体外に排出され、血液は清浄になります。

私たちが毎日摂る食物は酸性食品とアルカリ性食品に分かれ、酸性食品を摂りすぎると血液はアシドーシスとなり、病気にかかりやすくなります。肉類・卵・白砂糖・魚介類・アルコール飲料等は酸性度の高い食品で、一般にカロリーの高い食品です。

血液の酸性化を防ぐには酸性食品を制限し、逆に野菜・果物・海草等のアルカリ性食品を多く摂ることが大切です。

また、精神状態も血液に大きく影響します。特に過労や恐怖、怒り、憎しみ、焦り、イライラなどの不安定な心情は、確実に血液を酸性化させます。実際、心の安定が病気を防ぐうえでいかに大切であるかは想像以上でしょう。

旺盛な新陳代謝作用と活発な自然治癒力の保持が、血液を清浄にし、弱アルカリ性を保つのは言うまでもありません。ウポワズ（断食）の実行は、心身両面の相乗作用をもたらし、血液のアシドーシスを完全に平衡状態に保たせる点も忘れてはならないでしょう。

（註）人間の血液では、ＰＨ７・０以下および７・６以上だと血液自体が生きていけなくなってしまうので、日常生活では一定値に保たれている。

13 ウポワズ（断食）は腸を浄化し、脳を健全に活性化する

脳と腸は密接なる相乗関係の結びつきがある
脳の健全なる活性化のためには、常に腸の浄化が大切である
それゆえに、定期的なウポワズ（断食）が必要となる

「脳を治むるは腸を治むるにあり。さらに脳と腸を同時に治むるは、明晰なる脳力と強健なる体力を獲得し、心身の円満なる発達を期す」とは、西式健康法を創始した西勝造（一八八四〜一九五九）の有名な言葉です、西式健康法は特に人体の健康の主要な因子である腸と脳を基本として、古今東西の三六二種の健康法を縦糸に、釈尊と老荘・孔孟の幽玄な東洋思想を横糸に追究され、一九二七年（昭和二年）に発表されました。

医学の祖ヒポクラテス（前四六〇～三七五年頃）の時代からすでに「健全なる身体を心がける者は完全なる排泄を心がけねばならない」と提唱されているように、人類は相当古くから排泄の重要性を生きる智恵として知っていました。

現代栄養学は、何をいかに摂るかという栄養摂取方法に研究の重点を置きすぎてきました。そのため肝心な、その後の吸収・排泄についての研究はかなり手薄で不備であったことは否定できません。

過食状態で、正常な排泄行為がなされないと、体内で不完全燃焼を起こします。これは必然的なことで、きわめて自然な現象といってもいいでしょう。ですから下痢や嘔吐は、暴飲暴食のあげくに腸内異常滞留が起きていることの注意勧告であり、自然の反応です。

体内に不完全燃焼が起きると、そこに一酸化炭素が発生し、血色素の親和力が働き、それで新たに一酸化炭素へモグロビンがつくられます。これによって身体内のバランス（平衡）が急速に崩れ、各器官には種々の障害が発生します。

一酸化炭素が空気中に四万分の一の微量でも検出されると、一般的に人は頭痛やめまいを訴えます。

人間にとってそれほど有毒性の強いものが血液中に生じると、どうしても脳の働きは悪化しますし、腸の蠕動《ぜんどう》運動も円滑な働きが期待できなくなって低下します。そのため、ますます便の停滞、滞留が生じて、脳出血や血管の膨張現象を来たします。脳外科で「病死者の九八％までは脳に何らかの出血の痕跡が見られる」と発表されているのは注意すべき点です。

このように、脳と腸はきわめて密接な関係があり、その働きも相乗関係が強いのです。脳の活性化には腸の浄化は必要不可欠で、ウポワズ（断食）の効果がきわめて高いことを記憶にとどめておくべきでしょう。

14 ウポワズ（断食）をすると、快食・快眠・快便となる

快食・快眠・快便は健康体のシンボルである
この健康の三大原則の円満なるバランスを望むなら、
ウポワズ（断食）を実行すべきである

快食・快眠・快便の三大快事こそ、健康体のシンボルです。誰もが望む快適正常な生活を過ごすうえで、ウポワズ（断食）に勝る方法はないでしょう。

古来、人類はこの快適な健康生活のために食を断つことがいかに必要か、生きる智恵として理屈抜きに知っていました。

快食とは、与えられた食物を心から気持ちよく感謝して美味しくいただけることです。

たとえ嗜好の好みがあっても、食物を前にして湧き上がる感謝の気持ちを持つことこそ、万物の霊長としての人間の肝要な基本姿勢といえます。

そうなると、体内の消化と吸収のために全器官はいっせいに円滑に活動し、それぞれの能力を最高度に働かせ、自然の外的・内的条件への抵抗性も一段と増してきます。感謝の気持ちの発露は、もっとも大切な消化酵素を含む唾液の分泌をも変えてしまうのです。確かに栄養素も大切ではありますが、消化吸収力はより大切です。

快眠とは、熟睡ができて爽快に目覚めることで、深い睡眠なら短時間で疲労回復ができます。時間の長短にとらわれてはなりません。

ヨーガの行法を真面目に実践している人は、自ずから睡眠時間が少なくなります。緊張と弛緩（リラックス）のテクニックが日々の精進から巧みとなり、一〇〇％完全な安眠を短時間で取れるからです。また、長寿で健康な人には共通して早寝早起きが多いのも自然の道理でしょう。

快便とは、通常一日に決まって一回ないし二～三回、食後の排便が行なわれることです。一般的には、量や回数が少なく、何らかの自覚的症状を伴う場合を便秘症といっていますが、回数の多少は各自の習慣と環境条件に支配されがちなので、あまりこだわる必要はありません。糞便の固さと色、時には臭気の有無で、正常か異常か、便秘症か否かといった判断になります。

一般に、健康で理想的な便は、あまり固くなく、しかも適当な太さで縄のごとく長く続き、臭気は少なく、適当な柔らかみを持った新鮮な便です。

普通の人であれば、一か月に一回か二回の二、三日のウポワズ（断食）を正しく行なうことにより、心身の大掃除は可能で、快食・快眠・快便の目的は達せられます。

快便のための方法（自分に合った方法を心がけましょう）

＊玄米に胡麻塩（胡麻七〇～八〇％、天然塩三〇～二〇％）と菜食を主食とする。
＊繊維質の多いもの（野菜類・海藻類・オカラ・こんにゃく等）を心がけて食べる。
＊起床したら五分以内にコップ一～二杯の生水を飲む（天然塩を小さじ一杯、辛くない程度に入れるとさらによい）。
＊起床したら五分以内にコップ一～二杯の冷えたミルクを飲む。
＊飲食後、快便のための結腸反応があるので、その時を逃さぬよう排便する。
＊排便後は水やお湯で始末し、常に肛門をきれいにする。

＊排便の時、ヨーガのライオンのポーズやパンダのポーズを心がける（肛門がリラックスし、便が出やすい）。
＊ヘソの左下腹（曲折部）をマッサージする。
＊S状結腸（ヘソの下三本の指で、その二本目の指の左側）を指圧する。
＊左手薬指で右の鼻孔を押さえ、口を閉じ、左の鼻だけで吐息から始めて深呼吸をする。排便効果があり、またダイエット効果も期待できる。

15 ウポワズ（断食）は過食の害を補う

人間は火を利用することによって他の動物を凌駕した
しかし、火の利用による食物の調理は過食の害をもたらし病気を醸成した
ウポワズ（断食）は過食の害を軽減する

「火食は過食に通ず」とは、医学の祖ヒポクラテスの警句です。

文明の恩恵にあずかる以前の古代では、自然のままの生の食物を摂っていたので栄養上の障害がなく、外傷を負うことはあっても今日見られるような病気はなかったといわれています。

人間が他の動物を凌駕したのは火の利用を始めたからです。火を通すことによって食物

がいかに柔らかく美味しくなるか、保存にも適するようになるかを知ったら、火食が定着するのも当然です。

しかし、人間にとって思いもかけない計算違いは、火を通した食物は、当然過食となりやすく、病気の原因をそこで作ってしまったことです。

人間は体を壊して病気になると、自然に食欲不振となります。これこそ自然界の正しい摂理です。

病気は不自然な生活が醸し出す現象で、反省して正道に戻るべき道を与えられた「天の慈悲」でもあります。それなのに、人はその病気をも「天の祝福」と受け取らず、反省の想いも起こさないのです。反対に食べなければいっそう悪くなると考えて、何とかして食欲増進に努めます。確かに逆もまた真なりで、ある一面それも正しいのですが、体調不良の時は、本能が示すように食を摂らない方がより正しいのです。

欧米から入ってきた現代栄養学は、栄養分析学としては優れた面を持っています。けれども、肝心の人体におけるもっとも大切な吸収率の領域までは、いまだ前途ほど遠しの感があります。身体諸器官の消化吸収能力こそが、「いかに何を摂取するか」という栄養学以前の肝要なポイントと言わざるをえません。

この吸収能力を最高に効率よく高めるにはウポワズ（断食）に勝るものはありません。

食物を必要以上に摂取しないことで、生命ある動植物に対する不殺生の慈悲心が芽生えますが、同時に積極的に、人体と共存共栄の関係にある腸内細菌叢《そう》に健全な生存の場を与えることにもなるのです。積極的に実行するウポワズ（断食）は、忍耐による意志力を強固にし、消化吸収の諸器官の機能を活発にします。

食欲のない時は、ウポワズ（断食）に徹するのが自然です。一日ないし二日のウポワズ（断食）を実践すれば、生活上での食法の誤りを是正する価値ある療法となります。

16 ウポワズ（断食）と即身成仏への道

ウポワズ（断食）の最高の功徳は、
死に対する無意識下の心構えができることである
自分を生かしている力が宇宙神の力であると自覚し認識するのに
ウポワズ（断食）は最善の早道である

これまで述べてきましたように、ウポワズ（断食）を行なうと、肉体的には自然治癒力が確実に甦り、みずみずしい若さを維持できるようになります。そして精神的にもよい効果をもたらし、霊的な力を発達させるのにも大いに役立ちます。まさにウポワズ（断食）こそ、心身清浄化の最善の方法といえます。

しかしウポワズ（断食）の最高の功徳は、死に対する無意識下の心構えができることでしょう。『葉隠聞書《はがくれききがき》』の冒頭の一節に、「武士道とは死ぬことと見つけたり」という心意気が示されていますが、私はこれまでウポワズ（断食）行の真髄を、何にもましてただ一つ、「ウポワズ（断食）とは死ぬことと見つけたり」と信じ、また行じてきました。それは即身成仏への道でもあります。

生物は死に直面すると、必然的に断食状態を経過します。平常、ウポワズ（断食）の実践者は心構えが常に練磨されているので、その場に至っても死の恐怖にとらわれることなく安心して往生ができるのです。

なお、これも大切なことですが、ウポワズ（断食）により浮いた食事代は、ぜひ人助けになる慈善事業などにお布施すること。こうした形式をとれば、布施の行為は負担もなく喜びをもって無限に楽しく続けていくことができます。このような無私の行為が、その人の運勢を好転し、最良の運命への道となっていくものです。

自分が生かされている。

宇宙万物みな生かされている。

その生かす力は、宇宙神の力であると自覚し認識するのに、ウポワズ（断食）は最善の早道でありましょう。
古代からの東洋の卓越した思想表現として、次のような詩があります。これこそウポワズ（断食）行法による道であり、高野山の弘法大師の入定《にゅうじょう》はまさにこの詩を体現しています。

化縁完了　任意捨身
生死一如　即身成仏
自分はこの世に生を受け、最善を尽くした
これ以上居ても意味がないと自覚した時には
静かに大自然に還っていく
生と死が一つであるように
静かにウポワズ（断食）をしてこの世を終わる
即身成仏の道

第三章　ウポワズ（断食）の実践法

1 ウポワズ（断食）の方法

人間の営む社会生活には、一週間に一度日曜日の休息日があります。胃腸をはじめとする重要な内臓諸器官にも、もし一週間に一度積極的に安静が与えられたならば、私たちの肉体的・精神的マンネリズムを断つうえで計り知れないものがあります。

ウポワズ（断食）は食物の消化吸収力と自然治癒力を強化させるうえからも極めて大切です。心身を常に新鮮に保ち、気力の充実を願う人には、必要欠くべからざることで、予防医学の見地からももっとも基本的な心がけとするべきでしょう。

断食をしたあとは、必ず胃腸の洗浄をします。

胃腸の洗浄には梅湯と生野菜を用います。

梅湯は殺菌力にすぐれ、梅干の酸味成分のクエン酸を主として多くの有機酸が含まれています。これが胃液の分泌を促し腸を刺激して蠕動《ぜんどう》運動を高めます。その結果、腸壁にこびりついた宿便や老廃物がすっきり排泄されるのです。またクエン酸は腸内細菌の中で悪玉菌の増殖を抑制し、有用な乳酸菌を増殖するので、腸内環境を整える作用もあります。

なぜ梅干のままではなく梅湯にするかというと、空腹時で胃が空っぽの時に梅干をそのまま食べると、クエン酸や塩分が胃壁に直接触れて胃を痛める怖れもあるからです。梅湯にすると濃度が薄まりますし、湯の中に梅干の成分が溶け出し、胃腸を満遍なく刺激して、腸の蠕動運動を活発にし、人為的な下痢症状を起こすのです。この方法を私は「梅湯流し」または「お流し」と呼んでいます。

生野菜は繊維質が豊富なので、梅湯と相乗作用によって腸の蠕動運動を活発化させ、下痢症状を起こしやすくします。生野菜にはビタミン類やミネラルの他、酵素も含まれフラボノイドやカロチノイド等の抗酸化物質も多く、活性酸素の害を防ぎ、免疫の一つであるサイトカインも活性化します。

梅湯流しはウポワズ（断食）をしてからでなければ効果が出ません。腸の中に食物が詰まっていると充分な蠕動運動ができず、宿便が排出されないからです。ウポワズ（断食）をしてはじめて宿便は排出されるのです。またウポワズ（断食）をしても、お流しをしなければ断食の効果は充分に発揮されません。

それでは具体的にウポワズ（断食）の方法をご説明しましょう。

一、断食をする

初めての人は、朝食と昼食の二食を抜きます（前日の夕食は普通に食べますが、量はなるべく少なくします）。

一日断食をする場合は、夕食と翌日の朝食・昼食を抜きます。

二日断食は、朝食から翌日の昼食までを抜きます。

水は一日二リットルくらい飲むようにします。

二、梅湯流し（洗浄）をする

二食断食の場合は断食当日の夕方五時頃に、一日断食・二日断食の場合は当日の午後三時頃にお流しを行ないます。

〈用意するもの〉

①梅湯…鍋にどんぶり四杯の湯（一・五～二リットル）を沸かし、ほぐした梅干を八～一

〇個ほど入れ、五分ほど火にかけます。自然塩を少量（塩辛くない程度）入れます。梅干は無添加のもの（自然塩とシソだけを使用したもの）がよいでしょう。塩は岩塩が理想的です（塩に含まれるマグネシウムが下剤の役目を果たします）。

②**生野菜**…季節の新鮮なもので、色の異なる野菜を五種類以上（たとえばトマト・キャベツ・キュウリ・ダイコン・ニンジン等）用意し、食べやすい大きさに切ります。軽く塩もみしておくか、食べる時に塩か味噌をつけます。

③**果物**…季節のものを二種類ほど用意します。

④**生姜入りミルク紅茶**…鍋にお湯を沸かし紅茶の葉を入れ、二〜三分間煮立てます（葉の量は水一〇〇ミリリットルにつきティースプーン一杯程度が目安）。沸騰してきたらお湯の量の1/3のミルクと好みの量の砂糖を入れます。再び沸騰したら火を消し生姜の絞り汁を入れ、三〜五分間ふたをして蒸らします。

〈**梅湯流しのやり方**〉

準備が整ったらまず気持ちを落ち着け、「五観文《ごかんもん》」（102ページ参照）を唱え、食物の尊さに感謝合掌します。

次に、コップ一杯の生水を飲みます。

そして梅湯をどんぶり一杯（三〇〇〜五〇〇ミリリットル）ゆっくり飲みます。

二杯目からは、生野菜を食べながら飲みます。梅湯と生野菜を交互に摂り、梅湯を四〜五杯飲み干す頃に便意を催してくるので、その時には直ちにトイレに行きます（催してくる時間には個人差があり、早い人遅い人まちまちです）。

トイレに三回くらい行ったあと、季節の果物を食べます。果物は、二〜三回便通があってから食べた方がよいでしょう。これまで食を断っていたので、果物の甘味が生野菜の新鮮な味を消して、生野菜が食べにくくなるからです。

そのあと、生姜入りミルク紅茶を飲みます。活力が湧いてくる効果と便通をよくする効果があります（生姜は便通をよくするだけでなく、主成分のジンゲロールが血液をサラサラにするので、脳軟化症や脳溢血の予防となります。また、風邪予防の妙薬であり、治療効果にも有効です）。ただし、それまでのウポワズ（断食）によって胃腸が刺激物に敏感になっているので、紅茶が濃いと夜眠れないことがあります。ミルクを多くして刺激のないようにします。

排便回数を重ねてくると、梅湯とともに食べた生野菜も排出されてきます。排便は徐々に水分のみとなっていって、五～六回くらいトイレに行くと、自然に便意はおさまります。

これで梅湯流しは完了です。お流しにかかる時間は個人差がありますが、だいたい始めてから終わるまで、一時間半から三時間ぐらいが目安です。
※紅茶にはテアフラビンという赤色素が含まれており、ビタミンEの数倍から数十倍にのぼる抗酸化作用が認められています。
※色の異なった五種類以上の野菜というのは、活性酸素を防止し、ガンの予防にもなります。
※焼き梅干を食べるとムメフテールの働きで血液循環が改善し、クエン酸もより新陳代謝を強化するので、余分な脂肪が燃えやすくなるので減量効果もあります。

［断食をする］
初心者は朝・昼２食を断食、１日断食は前日の夕～当日昼の３食、２日断食は前日の朝～当日昼の５食を断食する。
☆断食の前の日はふだんどおりに食べる（なるべく少量にする）。
☆断食中は水をたくさん飲む（１日約２～２．５リットル）。
☆激しい運動や遠出は避ける。
［梅湯流しをする］
２食断食は当日の夕方５時頃、１日・２日断食は当日の午後３時頃に行なう。
①梅湯、生野菜、果物、ミルク紅茶を用意する。
②コップ１杯生水を飲む。
③梅湯をどんぶり１杯ゆっくり飲む。次に生野菜を食べ、さらに梅湯を飲む。これを便意を催すまで繰り返す。
④40～50分ほどすると便意を催してくるので（時間は個人差がある）、すぐにトイレに行く。
⑤再び生野菜を食べ、梅湯を飲んでいると便意が繰り返し起こってくる。
⑥３回くらいトイレに行ったら、季節の果物を食べながらミルク紅茶を飲む。
☆５、６回トイレに行くと自然に便意はおさまる。お流しの時間の目安は、始めてから終わるまで１時間半から３時間ぐらい（個人差がある）。
［翌日以降の食事（復食）］
梅湯流しを終えた翌日は油物や肉類は避け、生野菜や果物から始めて、徐々に火を通したもの…野菜スープや重湯、粥と穀類を増やしていき、元の食事にゆっくり戻していく。
☆塩や調味料はなるべく薄くする。ヨーグルトや豆腐は最適。
☆断食した日数と同じ日数をかけて元の食事に戻すこと。

梅湯流しのやり方

	前日			当日			
	朝食	昼食	夕食	朝食	昼食	3時	夕食（5時）
初心者				断食	断食		お流し
1日断食			断食	断食	断食	お流し	
2日断食	断食	断食	断食	断食	断食	お流し	

＜用意するもの＞

梅湯…鍋にどんぶり４杯の水と梅干を８～10個ほぐして入れ、５分ほど火にかけ、自然塩少々を加えてよくかきまぜる。

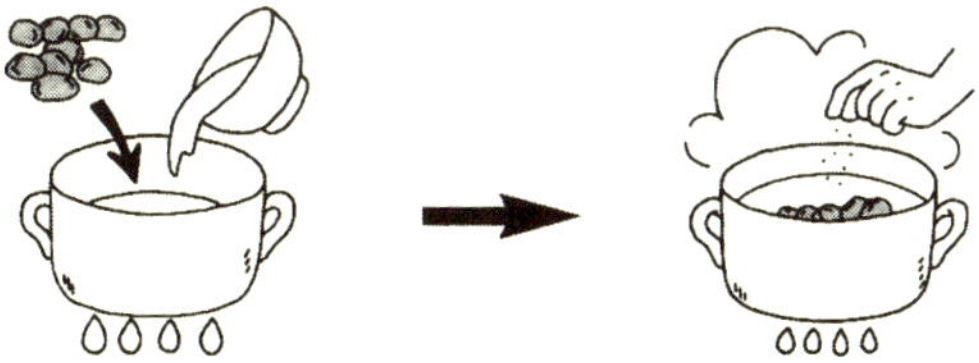

生野菜…キャベツ、ダイコン、ニンジン、トマト、キュウリなど５種類ほど、なるべくいろいろな彩りのものを用意し、食べやすい大きさに切っておく。軽く塩もみしておくと食べやすい。

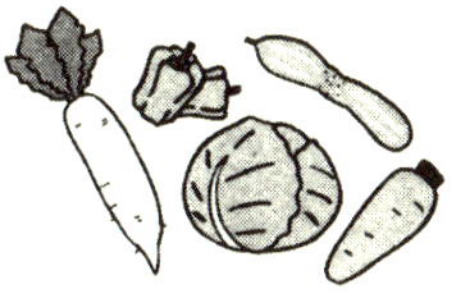

季節の果物…２種類ほど。

生姜入りミルク紅茶…鍋にお湯を沸かし紅茶の葉を入れ、２～３分間煮立てる。沸騰してきたらお湯の量の1/3のミルクと好みの量の砂糖を入れ、再び沸騰したら火を消し生姜の絞り汁を入れ、３～５分間ふたをして蒸らす。（葉の量は水100mlにつきティースプーン１杯程度が目安）

2 ウポワズ（断食）の諸注意とアドバイス

ウポワズ（断食）中のこと

ウポワズ（断食）中に起こってくる飢餓感は、冷水浴や冷水シャワーでたちどころに消失します。さらにヨーガのアーサナ（体操）や腹式呼吸、あるいは丹田呼吸《たんでん》（呼吸法については第二部参照）を行なうと、疲労感は去って心身ともに爽快となり楽になります。

水は充分に摂ることが大切です。水分は新陳代謝を円滑にします。一度にたくさん飲むより、少しずつ何度も飲む方が効果的です。新鮮な生水はプラーナ（生気）を含んでいるので、なるべく湯冷ましより生水を飲みます。

長風呂は貧血を起こしやすいので禁物ですが、どうしても入る場合はぬるま湯で短時間にすることです。一分間交互の温冷浴や腰湯はお勧めします。

体に疾患のある人は、ウポワズ（断食）中に特に悪い部分が何らかの症状として現われてくることが多くあります。その症状の原因を正しく把握することが大切です。

たとえば日頃皮膚病系統の疾患を持つ人は痒《かゆ》みが生じたり、アレルギー系統の疾患の人はその反応を起こし、尿毒症や腎機能の疾患者は顔にむくみが生じたり腫れてきたりすることもあります。また、胃腸の疾患者は嘔吐することがあります。肝臓機能に障害がある人は胸椎第四番と八番が痛むとか、副腎に故障がある人は腹椎の九番が痛むといった現象が見られます。

それらは正常なリアクション（反応）である場合が多く、正しく見極めることが肝要です。症状が出るということには善・悪二面があることをわきまえておけば、症状の正しい把握と今後のより有効な治療方法が確立できます。さらにそのような症状が出ることは、日頃の誤った食生活や食べ方を反省して、正常で健全な健康体を取り戻す絶好の機会でもあります。

食を断つと、最初のうちはどうしても時間が長く感じられます。この期間に日頃できないまとまった仕事をするのもよいでしょう。

また、ウポワズ（断食）実行中にはできるだけ人ごみの中に行かないこと。なるべく社会的には没交渉の方が理想なので、こういう機会に書き物や日頃は敬遠している宗教的なもの、精神性の高い書物に向き合うのもよい過ごし方です。

ウポワズ（断食）中は、当然禁酒・禁煙です。終了した時点でそのままそれを継続することが望まれます。

梅湯流しについて

梅湯を飲み始めたら、水は飲まないようにします。熱いもののあとに冷たいものを飲むと、扁桃腺を痛めたり、また胃腸の活動力が低下して、風邪をひきやすくなります。

梅湯の梅干と湯の割合は、飲んでみて濃くもなく薄くもない、味のよいことが大切です。梅干のないインドや熱帯地方では、クエン酸・ビタミンCも豊富なライムかレモンを湯の中にしぼり、天然塩を飲みやすい程度に少し加えます。

ちなみに、梅干は腸内を殺菌する食べ物としては第一番で、クエン酸含有量はレモンの五～六倍です（薬用としては梅肉エキスが最良で、二〇倍にもなります）。クエン酸は、疲労物質である乳酸が体内に増加する時、分解を早めたり増加しないように働く作用があります。また、皮膚の細胞の活性化を促します。

生野菜はなるべく多く食べるよう努めます。野菜は生ではそんなに多く食べられないので、食べ過ぎる心配はありません。新鮮な生野菜の繊維質で腸の蠕動《ぜんどう》運動を活発化させる狙いがあるので、多く摂らないと胃腸の完全な洗浄が望めません。心ゆくまで充分食べましょう。

生野菜に落花生を少量混ぜて食べると、食べやすくなります。生の落花生を殻ごとゆでたものが最良ですが、必ずしもこだわることはありません。落花生によって、早く便意を催すことにもなります。

最初の排便は固形的な便で出にくい傾向があります。体調によりますが、たいてい黒褐色をした宿便の排泄があり、強烈な悪臭を放ちます。だいたい二回目頃から水溶性の特急便となります（最初から水溶性の便が出る人もいます）。

連続的な排便で肛門を痛めることがあるので、シャワートイレが最適です。その他の場合は、肛門はなるべく水またはお湯で洗浄します。紙を使用する場合は、できるだけやわらかいものを用いることです。

（註）悪臭便は腸内の腐敗菌のアノイリナーゼ、インドール、スカトールなどの有害ガスが排出されるからであり、便所《トイレ》は臭気が強くなります。

3 ウポワズ（断食）のあとの食事の摂り方

ウポワズ（断食）による身体的・精神的効果をより上げるためには、そのあとの食事の摂り方がもっとも大切です。

平常の食事に戻すまでの食事を「復食」といいます。これに失敗するとせっかくのウポワズ（断食）も逆効果となります。二日間のウポワズ（断食）の場合はそのあと二日間、三日間のウポワズ（断食）には三日間の復食期間が必要です。

時としてウポワズ（断食）のあとは、それまで我慢していた飢餓感に見まわれたり、異様に食欲が高じてつい過食になり、せっかく洗浄した胃腸に変調を来たすことがあるので注意を要します。特に短い断食ほど安易になりがちなので、注意しましょう。要は、その欲望のままに流されないようにすることです。

復食は生野菜や果物から始めて、徐々に火食のもの、すなわち野菜スープや重湯、粥と穀類を増やしていきます。ただし火食は過食に通じるので、火を通したものより生野菜や果物を主体にするよう心がけることです。この時期のヨーグルトや豆腐は、誠に理想的な最適な食物です。塩や調味料はなるべく薄くして、魚・肉類は避け、脂肪類や刺激物もできるだけ抑えるようにします。

夕方五時以降に梅湯流しを行なった場合は、その日は食物は摂りません。翌朝から徐々に元の食事に戻していきます。

※復食品

野菜スープ、味噌汁、重湯、お粥、乳粥、ヨーグルト
豆腐、おから、納豆などの大豆製品、果物、生野菜、温野菜
寒天、トコロテン、海藻類、豆類、酢物、ソバ（少量）
紅茶、ココア、コーヒー、緑茶、自然の薬用茶

※腸をきれいにすると内臓脂肪が排出されるので必ずやせてきます。
※寒天に含まれるアガロースは体内でアガロオリゴ糖に分解されるが、この成分に抗ガン作用やリウマチなどの関節炎を抑制する作用があります。

4 ウポワズ（断食）の日数

ウポワズ（断食）の日数は、半日、一日、二日、三日、一週間、十日、二週間、三週間といろいろです。各人が目的と身体の状況とを見極めて行なうことが大切です。

週に一度の一日ウポワズ（断食）

半日または一日のウポワズ（断食）を週に一度行なえば理想的です。週末ならば、学校や職場を休まずに誰でもどこでも容易に実行することができます。

半月に一度の二日間、または一か月に一度の三日間ウポワズ（断食）

精神的・身体的に一週間に一日のウポワズ（断食）がもたらす以上のレベルの効果を望む人には、半月に一度の二日間、あるいは一か月に一度の三日間ウポワズ（断食）をお勧めします。この場合にも、水は自由に一日二リットル程度摂ることが大切です。三日断食の場合は、四日目にお流しをします。

なお、インド文化圏では、満月の日に一日ウポワズ（断食）を実行する習慣があります。満月前後の日は異変現象が起こるという古代からの伝承があり、ウポワズ（断食）によって人間としての謙虚さを促し自覚する日です。南方仏教国では満月の日を「仏陀の日」としてウポワズ（断食）を実行しています。

一週間以上、あるいは二週間、三週間のウポワズ（断食）

ウポワズ（断食）も宗教的修行、自己変革法として克己忍耐の修行目的とか、現代医学では容易に治らない難病治療のためとなると、一週間ないし二週間、または三週間のウポワズ（断食）行が必要となります。

食を断って四日目ごとに梅湯流しで胃腸の洗浄をします。これをしないと、中には舌苔《ぜったい》が出てきて、口中の悪臭、ネバネバした嫌な感じ、全身の倦怠感や疲労感にさいなまれて頭が重くなる人がいます。

ただし、一週間以上のウポワズ（断食）を実行する場合は、必ず信頼できる経験を積んだ指導者の元で行なうことです。アプトン・シンクレア（一八七八～一九六八）は、「断食こそ久遠の青春の扉であり、安全かつ絶対の健康法である」と説きました。けれどもこの優れた行法も誤って行なえば、一面危険な要素が潜んでいるだけに、よき指導者を選ぶことが肝要です。

また、長期間ウポワズ（断食）には、それに付随して同期間の復食過程が必要となります。前にも述べたように、ウポワズ（断食）の効果を求めるには、復食期間を無事に経過して元に戻ることが必須の条件です。

※一日二四時間内に八時間は空腹にすること。八時間を経過すれば、小腸から腸内ホルモンであるモチリンの分泌があり、免疫力を高めます。

5　ウポワズ（断食）の疲労回復効果

ウポワズ（断食）は、まず第一に糖分・塩分・脂肪分・タンパク質・アルコール分などの体内の過剰物質を消耗させて調整し、特に内臓器官の消化吸収能力を活発にするのに、実に予想外の効果があります。そして負担をかけずに胃腸に安静を与えるので、即効的な疲労回復の方法としても有効です。今日の最新医学をもってしてもウポワズ（断食）には及びません。二食を抜いて熟睡すると、すっきりして疲れがとれます。

さらに、日頃睡眠不足の人にとっては、極めて良質の理想的な睡眠をもたらしてくれます。水だけの摂取になると胃腸に負担がかからず、最初に知覚するのは一般に眠りを誘う疲労感覚です。そのような時には熟睡できて、翌朝には疲労回復し爽やかな朝を迎えることができます。老化の促進をストップさせる方法でもあります。

6 下痢の効用と対処方法

下痢症状は、発熱と同様多くの人に恐れられていますが、下痢の多くは胃腸内の不浄な物を排泄しようとする大掃除（自然治癒力の働き）なので心配無用です。

下痢を起こしたら、下痢止めの薬剤を服用するのではなく、排泄を一刻も早く促すように努めることです。それには一食か二食を抜き、果物に自然塩をつけて食べます。すると一～二回強烈な下痢症状となりますが、腸内の毒素等の老廃物はなくなり、自然に下痢は止まります。

下痢症状でもっとも注意しなければいけないことは、脱水症状にならないようにすることです。水分は充分摂取しましょう。清浄水（自然の湧水、ミネラルウォーターなど）が最適です。

もし高熱があれば、梅肉エキス（大豆二粒大くらいの量）を熱湯に溶かし、薄めて飲用します。それでも熱が下がらない時は、二〜三時間置いて熱が下がるまで続けると、抗生物質以上に効果があります。

通常のウポワズ（断食）後の洗浄（梅湯流し）で起こる排便は、身体の起こす自然治癒力としての下痢症状ではなく、老廃物排泄のための人為的な下痢症状です。一度でも、この爽やかさを体験すると、下痢への恐怖心はなくなるでしょう。

※梅肉エキス

梅肉エキスに含まれるムメフラールの効果は、血圧安定、痛風や眼圧降下のほか、肌も白くなります。また白内障、緑内障、疲れ目、耳鳴り、かすみ目、たちくらみ、めまいにも有効です。さらに血小板の凝集抑制、赤血球の変形態を改善します。脳血栓や心筋梗塞を防ぐには、梅肉エキスを一日3g摂ること、これを続けることです。

7 疾病とウポワズ（断食）

注意していただきたいのは、ウポワズ（断食）が実行しにくい人、または好ましくない人もいるということです。

次の人はウポワズ（断食）は避けた方がよいでしょう。

・肺結核症の人
・極端な貧血の人
・腎臓病・ガンなどの末期症状の人
・糖尿病で長期インシュリン注射を続けている人
・脳軟化症の人
・漢方でいう陰虚症で、極端に衰弱している人

次のような疾病または症状のある人には、それぞれに合うやり方がありますので、ご紹介します、

［胃潰瘍］

二日間のウポワズ（断食）が適当です。出血症の人には、一日ウポワズ（断食）を一週間に一度実践すると効果があります。この場合、梅湯流し（胃腸の洗浄）はしません。そして復食として果物や野菜を主体に徐々に種類と量を追加していけば治療法としても適切です。特にパパイヤは胃潰瘍の妙薬として用いられます。

［高血圧症］

三日間のウポワズ（断食）を実行し、お流しによる宿便排出後、三日間の復食期間を守り、以後菜食を主体とした食事に変えます。呼息を常に心がけて長く息を吐くように努め、塩は化学塩を用いず、自然塩を一日一〇グラム程度摂るようにします（ヒマラヤの岩塩の紅塩はＯＲＰ《酸化還元単位》マイナス二五〇mvで理想的）。

［胃の不調（むかつき・もたれなど）］

お流しの際、梅湯で嘔吐を催すことがある人は胃下垂傾向の人で、代わりにライムまたはレモン塩湯を使います（梅湯を好む人は飲みたいと思えば飲んでさしつかえありません）。

〔極端な陰性の人・冷え性の人〕

お流しの時に生野菜が食べられなければ、温野菜にします。その場合、量は多めに必要となります。落花生（できれば生の殻付きのものをゆでる）と一緒に食べるとよいでしょう。

〔ウポワズ（断食）中の腹痛〕

西式健康法の「金魚運動」（仰向けに寝て、後頭部で手を組み、腰の部分だけを左右にリズミカルに動かす）で治ります。

いずれにしても、疾病のある人がウポワズ（断食）を行なう際には、適切な指導者の元で実行するようにしてください。

8 ヨーグルト常食による食生活の改善とウポワズ（断食）

先にも述べましたように、ヨーグルトはウポワズ（断食）後の復食として最適な食品です。ここで、ヨーグルトについて触れておきたいと思います。

腸内には善玉菌・悪玉菌・中間菌が棲んでおり、善玉菌の代表がビフィズス菌です。健康な人の腸内では善玉菌が優勢で、ビフィズス菌が二〇％を占め、悪玉菌や外部から侵入してきた病原菌が増加しないようにしています。

しかし、過食やアンバランスな食生活、ストレスや老化現象などの影響で、善玉菌の勢力が弱まると悪玉菌の活動が活発となり、中間菌も悪玉菌化してしまいます。

悪玉菌が活躍すると、発ガン物質や毒性のある物質が作られ、ガンを誘発したり、老化を早めたりします。便秘になったり免疫力が低下するなど体の調子が悪くなるのは、善玉菌の勢力後退で起こる現象でもあります。腸内細菌叢《そう》のバランスが崩れれば、健康を損なうことになります。

一般に菌類の社会は世代交代が激しく、多くは二日くらいで繁殖します。そのため三日も便秘すれば、腸内細菌叢《そう》は悪玉菌優勢の環境となります。

したがって善玉菌を増加させることが、腸内細菌叢《そう》のバランスを正常に保つ、健全なる健康への道の促進となるのです。

ヨーグルトに含まれる生きた乳酸菌は、そのまま腸に届くことはなく、大半は胃酸によって死滅させられます。けれども死んだ乳酸菌の生成物が腸内に達してビフィズス菌を活性化し、乳酸菌と同じような効果をもたらします。ウポワズ（断食）後にヨーグルトを食べるとよいのは、善玉菌であるビフィズス菌を増やすのに有効だからです。

ヨーグルトは、ミルクが乳酸菌によって発酵してできたもので、味噌・醤油・納豆などと同じ発酵食品の一つです。乳酸発酵によって、食物は消化・吸収されやすい形に変化するので栄養としての吸収が早く、そのためコレステロールと脂肪の代謝は最良となります。脂溶性ビタミンのビタミンAも含んでいます。

日本人に不足しがちなビタミンB１・B２・Cのうち、ビタミンC以外は牛乳に含まれています。それを発酵させたヨーグルトにもほとんど同様に含まれており、ヨーグルトを二〇〇ミリリットル食べれば日本人の平均的なビタミン不足は補えると発表されています。

またカルシウムは日本人で平均一〇〇ミリグラム程度不足しているといわれていますが、牛乳の長所はそのカルシウム補給ができることです。ヨーグルトは牛乳以上にカルシウムを含んでいるばかりでなく、血圧を下げる働きのあるカリウム・鉄・リンなどのミネラルをも多く含んでいます。そして、さらにこれらが腸から吸収されやすい形になっているので、これほど腸を健康にしてくれる食品はないといえます。

腸内におけるビフィズス菌には、ビタミンB群を生成する働きがあります。ヨーグルトで腸内のビフィズス菌を増加させるのは、ビタミンB群不足の解消にも役立つのです。

毎朝、ヨーグルトを二〇〇～二五〇ミリリットル、または一食分の代わりとして四〇〇～五〇〇ミリリットルに果物と天然塩を加えて食べると、腸内細菌叢のバランスが理想的に調整されます。

ダイエットには、このヨーグルトがぴったりだと私は考えています。これほど栄養のバランスが最高で、食べても健康的にやせられる食品は他にはないと思われます。ダイエットを目的とするならば、食事を一～二食減らし、代わりにヨーグルトを食べるとよいでしょう。可能であれば丸一～二日をヨーグルトだけで過ごしてもかまいません。

このように、ヨーグルトは便秘の予防や解消に役立ち、多くの毒素を排出して免疫力や自然治癒力を高めます。また自分で作ることができるので経済的でもあります。

日本で一般に「カスピ海ヨーグルト」という名前で知られるようになってきた「コーカサスヨーグルト」は、コーカサス地方の人たちが紀元前三〇〇〇年も前から食べていたものです。コーカサス地方とは、黒海とカスピ海にはさまれたカフカス山脈（コーカサス山脈）を中心とした一帯をいいます。ここに住んでいたアーリヤ族は遊牧の民で、彼らは暑さによる牛乳の腐敗を防ぐため、牛乳を発酵させてヨーグルトにして食べていたのです。アーリヤ族はその後、太陽と水を求めて移動し、一部は東進してインドにも住みつき、インドにも「コーカサスヨーグルト」がもたらされました。

私は一九五五年に初めてインドに渡って以来、毎日このヨーグルトにヒマラヤの岩塩を少量かけて食べています（こうするとミネラルの補給ができ、味もよくなります）。

ヨーグルトを常食することは健康への道でもあるので、日本でもぜひ定着させたいと願っています。「コーカサスヨーグルト」の作り方や食べ方は、巻末を参照してください。

第四章　先人の食法の教え

1 食物の尊さを教える釈尊の「五観文《ごかんもん》」と「三匙文《さんしもん》」

私たちは、食する時には生きとし生けるものの犠牲の循環の上に成立している食物の尊さを感謝していただくべきでしょう。万物の霊長としての使命感を再確認し、少しでも無駄のないよう食べ物を最大限に生かし、そのものの本質を味わい、報恩謝徳の念に徹すべきなのです。

釈尊は食法について、「五観文《ごかんもん》」（または「五観の偈《げ》」）と称する五か条の教えと「三匙文《さんしもん》」（または「三匙の偈《げ》」）を残されました。

食事を始める前には、常に「五観文《ごかんもん》」を唱和し観想します。

五観文《ごかんもん》

一つには功《こう》の多少《たしょう》を計《はか》り彼《か》の來所《らいしょ》を量《はか》る。

（食物を得るまでの人々の辛苦と施主の恩を想起して、感謝の気持ちでいただくこと）

二つには己《おの》が徳業《とくぎょう》の全欠《ぜんけつ》を付《はか》って供《く》に応《おう》ず。

（自分自身にこの食事をいただく徳があるのかないのか、それを考慮していただくこと）

三つには心《しん》を防《ふせ》ぎ過貪等《とがとんとう》を離《はな》るるを宗《しゅう》とす。

（心を統御して謹んで多くを貪《むさぼ》らないようにいただくこと、すなわち欲張って食べないこと）

四つには正《まさ》に良薬《りょうやく》を事《こと》とするは形枯《ぎょうこ》を療《りょう》ぜんが為《ため》なり。

（飢餓を癒し健康を保つための最善の良薬であることを感謝していただくこと）

五つには道業《どうぎょう》を成《じょう》ぜんが為《ため》に当《まさ》に此《こ》の食《じき》を受《う》くべし。

（道を修め、正しい生き方を全うするために、この尊い食事をいただくこと）


食事が終わったら、「三匙文《さんしもん》」を唱和します。一椀いただいても、常に食物の意義と反省と感謝の心を失ってはいけません。現代におけるもっとも大切な、人間としてのこころすべき事柄です。

三匙文《さんしもん》

一口《いっく》為《い》断《だん》一切《いっさい》悪《あく》（一口には一切の悪を断ち）
二口《にく》為《い》修《しゅ》一切《いっさい》善《ぜん》（二口には一切の善を行じ）
三口《さんく》為《い》度《ど》諸《しょ》衆生《しゅじょう》（三口には諸々の衆生を導き）
皆倶《かいぐ》成《じょう》佛道《ぶつどう》（皆共に仏道を成ぜんことを）

以上は、食事をいただく時の至高のマントラ（真言）です。この尊い食法は、ウポワズ（断食）の行法によって、改めて認識されることでしょう。

〝食事も瞑想行の一つである〟とは、インド古代からの伝承医学であるアーユルヴェーダの食生活のポイントです。食事中は、誰人も食べることに夢中となり、集中するからで、もっとも集中しやすい瞑想行であります。一心に食物に対し感謝の念をもって頂くことが、瞑想に直結していくのです。食事への感謝の念、素晴らしい言葉の波動は、日々の生活習慣の中で人間の心身に影響していくのです。生理的には自律神経のバランスが整っていきます。

2 天寿を全うする九つの教訓

人間が天寿を全うしないで、早死にするのはなぜでしょう。釈尊はその原因を、永遠不滅の教えとして『九横経《くおう》』の中で次のように説いています。

一つには、食物としてはならない物を食物とすること。

（今日においては、農薬の残留する作物、甘味料・着色料・防腐剤などの有害食品添加物を摂ってはならない）

二つには、食べる量を考えないで多く食べ過ぎること。

（暴飲暴食、過食の害と飽食の戒めである）

三つには、その土地・風土の習慣に従わないで食事をすること。また、季節に応じた食物を摂らないで、季節外れのものを摂ること。

（その土地で生産される食物を食べるように心がけ、また、季節に相応した旬の食物を摂ることが、人間にとって自然に適応した食物である）

四つには、食物を食べて十分に消化しないのにさらに食すること。

（食物を十分に咀嚼《そしゃく》せず、消化吸収しないうちに重ねて食べることへの戒めである）

五つには、大小便をいたずらに我慢すること。

（特にインドでは一般に便所が少なく、とりわけ農村や寒村では婦人は日の出前の暗い中か、日没後にしか大便はしない。それらの排便に対する注意である）

六つには、五戒を犯すこと。

（五戒とは、①生き物を殺すなかれ、②盗むなかれ、③邪淫を行なうなかれ、④偽りを語るなかれ、⑤酒を飲むなかれ、である。この五戒を守ることを説いている）

七つには、悪知識に近づくこと。

（悪知識とは善知識の反対で、人の悪口を言ったり邪悪の教えを説く師や友人のことである。それらに近づくなという戒めである）

八つには、社会の道理に反した行為をすること。

（道理に反する、すなわち良心に反するような行為をするなという教えである）

九つには、走る車、狂暴な象、酔っ払い等に注意を払わないでいること。
(「君子危うきに近寄らず」という戒めである)

以上、九つの教えですが、一から四までが食法です。このことから、食法が人間の生き方・運命そのものを左右する基本であることを私たちは想起すべきでしょう。

3　一日二食のすすめ

「一食は天人の食、二食は人間の食、三食は動物の食」という釈尊の伝統的な教えがあります。

釈尊は、出家者は菩薩行の率先垂範の人であるとして、天人の食である一日一食主義を励行し、戒律を定められました。現在でも南方仏教の出家者たちは一日に午前中一回だけの食事です。

過食は貪欲の結果であり、また美食におぼれると困苦欠乏に耐えられず、往々にして精神の退廃にもつながります。この怠惰に陥ることを釈尊は戒められ、一般の健康な人には二食主義を奨励されたのです。インド仏教文化圏の伝統ある食法です。

日本においても、元来、病人でない人間は通常一日二度の食事でした。江戸時代でも二食を提唱し支持した記録は多く、元禄の頃に書かれた『米商旧記』には「古の食事は上一人より下万民まで一日二度なり。朝巳時（十時）、夕申時（四時）、と寛平御遺訓にみえ、また後醍醐天皇の日中行事には朝午時（十二時）、夕申時（四時）とみゆ」と記されています。

江戸後期の藤原雀庵《じゃくあん》は『綿纂草《さえずりぐさ》』に、「今世の如く上下とも一日三度食するようになりしは、いと近く明暦前後（十七世紀中期）よりのことなるべし。慶長・元和・寛永の頃（十七世紀初期）までは正しく二食なり」とあるのを見ても、江戸中期までは原則として二食であったことがわかります。

三食となったのは、元禄の時代になって平和に馴れ贅沢におぼれて、食事にも享楽気分が加わってきたからです。一方、醸造酒の多量生産によって米を精米して白米にすることが一般に普及してきて、一部に白米食の食事が広がり、そのため一回の食事の栄養価が低下したことが、大きな原因ともみられます。

現代栄養学の見地からすれば、三食主義は合理的で妥当と考えられています。しかし肥満児の問題をはじめ、大人では糖尿病・動脈硬化などの成人病・肝臓病・胃腸疾患・痛風など栄養過剰の障害は、年々増加の一途をたどっています。現在の日本では、どこに行ってもダイエットという言葉が氾濫し、体重減量の話に満ちています。

西武健康法の提唱者西勝造は、日本人の平均寿命が四十四歳であった一九二七年（昭和二年）当時、朝は排便の時であるとして朝食抜きの一日二食を奨励し、本来の食法に復する運動を推進しました。

「腹八分に病なし」と諺《ことわざ》にあり、この言葉は一面では真実です。

確かに三度の食事では「腹八分」の厳守も必要なのです。そして、高齢者で特別に肉体労働の必要もなく健康に留意している人や、病床の人であれば、常に「腹八分」にしておくのはたやすいことでしょう。

しかし、一般の健康に恵まれて働いている人たちは、「腹八分」で食事をやめておくのはむずかしいのではないでしょうか。もし「腹八分」を厳守している人があれば、真面目で素晴らしい人であると思います。けれども実際には無理に「腹八分」で食事をやめると、いつも食べ物の方に心が奪われて、せっかくの自分の仕事や目的に全身全霊で傾倒できず、集中力に乏しくなっていることが多いようです。

無理に我慢するよりも、一日二食を心ゆくまで食べる方が身体的にも精神的にもはるかによい結果をもたらすのです。

また、一日三食主義の栄養学者は相撲取りの力士を例に挙げ、二食主義だから大食漢であり肥満型になっていくのだと説きますが、それはどうでしょうか。

相撲取りも入門当時は特別な大食漢ではありませんが、いったんこの世界に入ると、そうならなければ栄光ある将来は望めません。それゆえ一日二食にしてチャンコ鍋式の栄養分豊富な食物を大いに食べ、コレステロール含量の多い物を摂っても極度な運動量でそれらを日々燃焼させ、鍛練に鍛練を重ねるのです。

しかし彼らがもし一日三食摂るようになったら、努力精進どころか怠惰となって、力士としての力は発揮できなくなるでしょう。それは三食になると、往々にして一日を通じて過食となり、そのため空腹時の心身の爽快感を味わう機会に乏しくなるからです。一人一人の深層意識に潜在する神性意識は、空腹時の心身の爽快なところから芽生えてくることを忘れてはなりません。

ちなみにインドでは釈尊以来、一日二食は今日まで連綿として継承されてきています。しかし英国統治の頃から都市部では、ナスタ（活力をつける物）と称して一日二食以外に、紅茶と一皿のつまみ物を飲食するようになっています。これはヨーロッパの影響と、英国人による東インド（アッサム地方からダージリンの山岳地帯）や南インド（ニルギリ山塊）での紅茶の栽培と共に生じた習慣です。

4 玄米食の教え

白米食は、平安時代に貴族の間で食べ始められたようです。けれども武士や一般の庶民は元禄期以前は玄米食で、肥後五十四万石の領主加藤清正が、慶長年間（十七世紀初期）に家中に示した覚書で「食は黒飯たるべし」と命じたことは有名です。

その頃、大坂城内の淀君を中心とする武家たちが白米を常食とし、さらに輸入された砂糖を用いて公家の生活に追従していたのです。そしてこの頃から一般の武士の中にも白米を食べる者が現われはじめ、武士の軟弱化が始まったようです。

清正の覚書は、まさしく玄米食から白米食に移行することを危惧した警告でしょう。

一九四〇年代の太平洋戦争時代、食糧難に見舞われた折、食療法の研究者桜沢如一（一八九三～一九六六）は、東条首相に玄米食を復活し徹底すべく提案したのですが、全国民の実践にまで至りませんでした。

桜沢如一は玄米に胡麻塩（胡麻七〇～八〇%、天然塩二〇～三〇%の割合）を併用すれば主食としては理想的であると強調し、全世界の食生活の改善に努力精進しました。その教えを継承した石田英湾氏は、玄米正食法を実践することによって自ら少食となる道を示し、誤れる現代食生活の革命運動を展開しています。

玄米と胡麻の取り合わせについては、二五〇〇年前に釈尊がまだ王子であった頃、苦行林に入って実行された一日一粒の玄米と胡麻の無期限ウポワズ（断食）にまでさかのぼることができます。今日正しい食を実践する人々との不思議な縁を感じます。

5 運命を支配する食法

医学は人体の研究、疾病の治療・予防に関する研究をする学問です。その究極の目的は人間の健全なる身体の天寿、すなわち天命を全うすることでしょう。

人間には天から与えられた天命と、自分自身の努力精進により開拓していく運命とがあります。吉凶は自分自身の心から生じ、迷う心、心のとらわれが一切を迷いに導きます。

近年は占いブームです。手相法も観相法も人の吉凶を占うばかりでなく、凶を吉に、悪を善に改める手段を授けるのが、真の目的でしょう。

この見地に立って人々を善導したのが、「浪速（大阪）の相聖」と謳われた水野南北です。江戸中期の宝暦十年（一七六〇年）に生まれ、天保五年（一八三四年）に没しました。南北の観相は百発百中で「万に一失なし」と伝えられましたが、それには「術」を離れた深い思想的根拠がありました。観相史上特筆すべきもので、「日本相法の中祖」と敬称されて

います。（註1）

南北は、そのすぐれた洞察力をもって「人の命運は、食の慎みと食の不慎にあり」として、精神の飛躍的高揚と陰徳（人に知れぬように施す恩徳）の行による運命開拓の方法を提唱したのです。

この「陰徳慎食」思想を説く『相法修身録』四巻は、文化十年（一八一三年）五十四歳の時に、「南北相法極意」として出版されました。

その後の観相家はこの書をもって観相法の秘伝書として伝えていますが、その内容の大部分は食事訓です。この『修身録』の中で南北は、「人々の食事の如何によって、その人の吉凶禍福の運命と盛衰天命を観るに、百発百中・掌中のものをみるが如し」と断言しています。「実に至人の至言にして、達人の達観であり、福寿長久の秘鍵である」とは、禅門の大家原田祖岳老師の推薦の詞《ことば》です。

食事は心身を養うための貴重なものであるにもかかわらず、美食と飽食の現代の日本人は過食に陥り、ついには病を併発して苦悩を重ねています。

「病は口より入る」とは、千古不朽の格言ですが、贅沢に耽《ふけ》る飽食は天命を失し、前途の運命の降下と弱化の道をたどることを、さらに警戒すべきでしょう。

（註1）観相の元祖は聖徳太子と伝えられている。太子が幼時より超人的ともいわれる能力を保持していたことは、数々の文献に見られる。それが、夢殿での仏教の根本姿勢とされる禅定三昧《ぜんじょうざんまい》の瞑想行によることは、あまりにも有名である。その先見的能力で未来を察知するに的確であり、洞察にはばかることはなかった。父の用明天皇の寿命の短いこと、崇峻天皇の不慮の死、伯母の炊屋姫の推古天皇としての即位を予言し、さらに大国の隋との対等な外交政策や仏教興隆による飛鳥文化の飛躍的発展に寄与するなど、太子が日本文化国家形成の基礎を確立したことは歴史の明示するところである。

第五章　宗教とウポワズ（断食）

1 道教におけるウポワズ（断食）

ウポワズ（断食）は仏教に限らず、古来さまざまな宗教において行として実践されてきました。

道教は二世紀の後漢末、張道陵が不老長生の術を求め、自然主義の思想である老子・荘子の教えに陰陽五行や神仙思想を加えて符呪（まじない）や祈祷などを、仏教の教理に習って集大成し、宗教の様式にまとめた教えです。

老子は前四世紀頃の人で、「自然にして無為（自然のままで人為が加わらない）の状態に帰れ」と説き、病気についても「医師にかかったり薬を服用したりするから治らないのであって、放っておけば自然に治る」と提唱しました。そうして宇宙の本体を「道」と呼び、これを「時間・空間を超越し、因果にとらわれず認識を越えた実在である」としました。

その老子の教えを継承した荘子は、「五穀を食らわず、風を吸い、露を飲み、雲気に乗じて飛龍を制す」と、ウポワズ（断食）の法と呼吸法を説いて、自然の道を守ることを提唱しています。

なお神仙思想においては仙人になるための修行法の一つとして、ウポワズ（断食）行法は必須でした。

2 イスラム教におけるウポワズ（断食）

イスラム教はマホメット（五七〇～六三二）によってアラビア半島のメッカで七世紀に始まった宗教であり、『コーラン』を聖典としています。

マホメットは、「断食は宗教に入る門戸である」と説きました。イスラム暦の第九の月、ラマザーンの月には、三十日間毎日、日の出から日没までウポワズ（断食）を実行します。

このラマザーンの月は、教組マホメットがアッラーの神の啓示を受けた尊い月であるといわれています。『コーラン』第二章に、「ラマザーンの月にあう者は断食を実行せよ。病気の者もしくは旅行中の者は、厳修せざる日を数え他日を期してウポワズ（断食）を行なうべし」とあります。そして理由なくウポワズ（断食）を実行しなかった者は、その代償として貧者に食物の布施を行なわねばならないとされています。

このようにラマザーンの月には、国を挙げてウポワズ（断食）が実施されますが、日没後には心ゆくまで食事をすることができます。この期間は、日中は静寂そのものでも日没後の夜ともなると一転して活気がみなぎり、一晩中食べては騒いでいる人たちもあります。このように、イスラム教徒にとっては、一か月間のウポワズ（断食）行とはいっても、正確には毎日十二時間のウポワズ（断食）で、それだけが三十日間続くというわけです。

正式には一日ウポワズ（断食）ではありませんが、野菜に乏しい肉食中心（ただし豚肉は食べない）のイスラム教徒たちにとって、この十二時間の食を絶つ行為は、少なからず心身の健康管理に、有形無形の意義があるのは疑いありません。

また、このウポワズ（断食）の十二時間は、水を飲むこと、唾液を飲みこむことさえ禁じられ、それに喫煙、性交、意図して行なう射精も一切許されません。苦行としては、イスラム教徒の五大行法の一つとなっています。

ただし戦場の兵士には、その戦いがアッラーの神のためのジハード（聖戦）であるとして、例外的にその期間でも免除されます。

なお義務として行なわれるラマザーン月のウポワズ（断食）以外に、自発的なウポワズ（断食）が推奨されています、特に巡礼月（十二月）の九日と、シャッワール月（十月）の二日から七日までの六日間は、もっとも功徳があると伝えられています。

3 ユダヤ教におけるウポワズ（断食）

ユダヤ教はモーゼ（前十三世紀頃）の律法を基礎とし、イスラエルの民のために神の国を地上にもたらすメシアの来臨を信ずる宗教です。『旧約聖書』における天地創造神にして唯一最高神であるエホバ（ヤーウェ）を信奉します。

ユダヤ教のウポワズ（断食）は毎年七月十日で、この戒律を厳守しなかった者は、死の報いをもって罰せられると信じられています。

この他四、五、十月にも断食の日が定められており、教典の中にもエホバに祈りながら一日ウポワズ（断食）を行なう記述があります。

4 キリスト教におけるウポワズ（断食）

『新約聖書』に「イエス・キリストは荒野をさまよい、四十日間の断食を行なった。その際悪魔が執拗に誘惑したが、遂にそれらをことごとく退けた」と記されています。以来イエスは生まれ変わった別人のように、力強く教えを説き始めましたが、それはウポワズ（断食）行の直後からであったといわれています。

それゆえ、キリスト教でもウポワズ（断食）は主要な行事の一つとなりました。四、五、七、十の月が断食の月とされ、また贖罪《しょくざい》のウポワズ（断食）などがあります。

特にギリシャ正教では、基本とされる九法則のうち、二法則までがウポワズ（断食）に関するのは注目に値します。この他、英国国教会、カトリック教会などでも、ウポワズ（断食）日の規定があります。

5 ヒンドゥー教におけるウポワズ(断食)

ヒンドゥー教は、仏教以前のアーリヤ民族の宗教であったバラモン教の伝統を継承しています。ウポワズ(断食)はタパス(苦行)の重要な門の一つとして、また最高最善の行法として悟りに到達する道と考えられています。

創造の神ブラフマー神(梵天)の行法は結跏趺坐《けっかふざ》(蓮華坐)で頭を炎熱の太陽下に晒《さら》し、周囲に火を燃やし、一か月に一度の食事で禅定三昧《ぜんじょうざんまい》に達する苛酷な苦行法です。

保存と維持の神ヴィシュヌ神(那羅延天)の行法は、結跏趺坐で一か月間一日に一粒の玄米と一粒の胡麻だけの苦行法です。

破壊と再生の神シヴァ神(大自在天＝大黒天＝不動明王)の行法は、結跏趺坐で三週間の断水、断食の苦行法です。

なお純粋なヒンドゥー教徒で近代インド建国の父と慕われたマハトマ・ガンディーは

非暴力による独立運動のために、故国インドに帰国してから、その生涯に歴史的なウポワズ（断食）行を十回実行しています。

ガンディーは、自然に対してはもっとも忠実な生き方をした人でした。自己の力の限界に達し失望に直面した時は、静かに瞑想に入り、ウポワズ（断食）に徹し、ひたすら無心にすべてを天の采配に托しました。

ただしガンディーのウポワズ（断食）は、ライム（インド名はニンブ）水に少量の塩を混ぜて飲むことが許されていました。無期限のウポワズ（断食）になると、心身をより美しく保つために、この方法は無理のない合理的な行法といえます。

6 ジャイナ教におけるウポワズ（断食）

教祖マハーヴィーラは、釈尊より二十歳前後年少で王族出身でもあり、その経歴はきわめて釈尊に類似しています。ただしジャイナ教徒は、マハーヴィーラを二十四聖人の最後の聖人と信じていますが、二十三聖人についての歴史上の記録は残されていません。

また、釈尊は苦行を離れ、正覚成道《しょうがくじょうどう》の悟りに達して中道説を見出されましたが、これに対してジャイナ教徒は、「教祖マハーヴィーラは苦行を完遂して悟りに達した」と伝承し、仏教もすばらしい教えであるが、この点においてさらに教祖の教えは優れていると説きます。したがって、仏教の隆盛であった地方には必定ジャイナ教が付随しています。そしてインドで仏教が衰退してからも命脈を保ち、特に仏跡地においては十三世紀以降、現代に至るまでジャイナ教が盛んです。ただ、インド以外の他の国々には普及していない点は一考に値するでしょう。

ジャイナ教は、仏教と同じくアヒムサ（不殺生・非暴力）を説きます。戒律に関してはとりわけ厳しく、菜食主義で、肉類や魚類それに卵なども固く禁じられています。それらの料理で使用された包丁は、たとえきれいに洗って拭われても野菜の料理に用いることはタブーとされるほどです。

また根菜類は、収穫時に土壌中の生物や微生物を殺生するので、これも食べることを禁じられています。それゆえジャイナ教徒には、漁民や農民は存在しません。

雨季の期間中八月から九月頃にかけて、パリィユウーサンと称し、一か月間の無水・無食のウポワズ（断食）が義務とされています。それを誇りとするジャイナ教徒が多いのですが、現実に行なわれているのは三十六時間の無水・無食のウポワズ（断食）で、これは今日まで続けられています。

なおジャイナ教では、この伝統的でもっとも理想的なウポワズ（断食）を行なって、そのまま死を迎えるのが最善の方法と考えられています。したがって、出家修行者が自らの寿命の尽きることを悟ると、迷うことなくウポワズ（断食）を実践して死を迎えています。この厳粛な事実は、「生命の尊厳を考えるうえで、私たちに大切なのは何か」と語りかけ考えさせるものがあります。

7 仏教におけるウポワズ（断食）

釈尊のウポワズ（断食）行は、パキスタンのラホール博物館に安置されているシクリ出土の、三世紀頃のガンダーラ石仏「断食の仏陀」像が有名です。まさしく生と死の極限におけるシッダールタ王子の、あまりにも厳粛な命がけの真理追求の姿を如実に表現しています（21ページ参照）。

釈尊の偉大さは、それまでの単なる苦行であったバラモン教のウポワズ（断食）を、今日まで連綿と伝えられる人類救済の行法としてのウポワズ（断食）に昇華精算されたことでしょう。釈尊は、ブッダガヤーの菩提樹下で、瞑想と一週間のウポワズ（断食）によって悟りに達せられました。成道《じょうどう》後、感謝とともに今後の教化をいかにすべきかと、さらに一週間の瞑想とウポワズ（断食）を実行して、それにすべてを託されました。この時、仏教におけるウポワズ（断食）行は比類のない精神性を確立したのです。

また義浄三蔵の『南海寄帰内法伝《なんかいききないほうでん》』（六九五年）によれば、「世尊《せそん》自ら医方経を説いて曰《いわ》く、若《も》し五体のいずこなり患いなば、先《ま》ずもって食《じき》を断つべし」と、釈尊のウポワズ（断食）の勧めが記してあります。実際に義浄はしばしばこの釈尊の説を引用して、「ありとあらゆるこの世の病は、ウポワズ（断食）によって治癒する」と力説しています。

現代の日本で、釈尊のウポワズ（断食）行法をもっとも忠実に継承しているのは禅宗です。かつて釈尊の行なった一週間の瞑想とウポワズ（断食）行による正覚成道に因《ちな》んで、毎年十二月一日より一週間、「臘八接心《ろうはちせっしん》」と称してその行法を実践しています。

また全世界に仏舎利塔を建立し、全生涯を人類の平和運動に捧げ、マハトマ・ガンディーやインドの初代首相ネルーが尊敬してやまなかった藤井日達《にったつ》上人の日本山一門があります。ここでは臘八接心に、さらに毎月三日間のウボワズ（断食）行を「月並ウポワズ」と称して実践し、日常における修行への反省と報恩謝徳のご祈念としています。

8 ガンディーとウポワズ（断食）

中央インドのワルダ市郊外七キロの南にセワグラム・アシュラムがあります。マハトマ・ガンディーが不可触民と呼ばれる階層の人々の生活向上を念じて、一九三六年に側近の英国婦人（晩年に米国へ帰化）ミーラー・バーハンを派遣して建設に着手、一九四〇年、セワグラム（世話する村の意）と改称して発足したアシュラム（道場）です。

そのセワグラム・アシュラムで発行していた機関紙『ハリジャン』の一九四二年七月二十日号に、ガンディーの「ウポワズによる抗議」と題する文章が掲載されています。ガンディーのウポワズ（断食）思想の一端を知るうえで重要だと思いますので、引用してみます。

暴力闘争の起こることを避けるために最善の努力はするが、それでも起こってきた場合には、非暴力による抵抗のウポワズ（断食）は重要な役割を果たすであろう。

それでも政治活動の手段としてそれを用いることに反対する偏見もある。それが服役中の囚人たちのストライキなどによって行なわれた時など、多かれ少なかれ成功を収めてはいるが、常に大衆の注意を引き、看守者の心を掻き乱しているからである。

宗教の実践の中で、ウポワズ（断食）は高い次元を保っている。私自身のウポワズ（断食）は、常に厳粛な「真理把持《はじ》」の規則に従ってきた。南アフリカにおける「真理把持」の運動の時も、その時に応じて短期間に、あるいは長期間にわたって実践してきた。

一九四二年の三週間のウポワズ（断食）は、ヒンドゥー教徒とイスラム教徒の統合のために、デリーの故マホメット・アリーの家において実行した。

マクドナルド判決に反対して行なった無期限のウポワズ（断食）は、一九三二年にヤルワダ刑務所で行なった。三週間の浄化ウポワズ（断食）が始まったが、英政府は私に栄養注射を強行して私の肉体的な苦しみを軽くしたので、タッカーセイ夫人の家で終わってしまった。

同じく不可触民分離選挙に反対して行なったウポワズ（断食）は、一九三三年ヤルワダにおいてであった。刑務所内で何もなし得なかったが保健医が、もしそのウポワズ（断食）を中止しないならば、私が間もなく死ぬだろうと発言した時に、刑務所は私を赦免した。（中略）

私は次のような結論に到達した。身命をかけてのウポワズ（断食）は、「真理把持」の運動のためには、もっとも偉大なる、もっとも効果的な不断の武器である。それには適当な修行訓練を経なければ、誰でもがそれを遂行する資格があるとは限らない。どのような条件下において、ウポワズ（断食）という手段に訴え、またそのような方法が必要であるかについては、ここでは検討はしない。非暴力・不殺生の博愛の精神こそもっとも偉大な力であるというのは、それが相手に精神的に、また物質的に何らの害を及ぼすことなく、自分自身の苦行をどこまでも拡大していくことができるからである。その目的は、常に相手に至上の感情と理念を呼び起こすことである。

自分自身でウポワズ（断食）の苦行を忍ぶことは、相手の性質の悪い面をゆさぶると同じように相手の善い性質をもゆさぶるのである。適当な条件の下でのウポワズ（断食）はまさしく素晴らしいアピールの力を持っている。

もし、政治家が政治問題に関してウポワズ（断食）の正当性を認めないとすれば、それは、ウポワズ（断食）が今日までに知られなかった、驚くべき素晴らしい非暴力による偉大なる力を持つことに、無関心であったからである。

ウポワズ（断食）による非暴力の方法は、天国をこの地上にもたらすことである。世界で最高度の望遠鏡でも観測できない遠くに在る星をも含んだ全宇宙が、一つの原子にも縮められるのである。同様に非暴力の方法は、世間のもっとも高い地位に存在するものである。

人生の一歩一歩が、徳に奉仕する目的を持たなければ、徳は効力を失うことになる。かくして、純粋に政治的な精神を持っている人々は、同情と理解を勝ち取れる最後の政見発表の方法として、非暴力とウポワズ（断食）の行法を学ぶことを念じてやまないのである。

「肉体は神の棲家である」という金言を常に忘れてはならない。

プラクティカル・イデアリスト（実践的理想主義者）としてのガンディーのウポワズ（断食）は、偉大なる政治理念における行動の基本でもあったのです。

9　ウポワズ（断食）の奇跡

食欲の本能は動物的本能です。これをコントロールすることは意識の変革をもたらし、霊性の強化となります。そして、その究極において奇跡が現われるのです。

この章の最後に、私自身のウポワズ（断食）行の中でも特筆すべき出来事を書き留めておきたいと思います。

私が初めてウポワズ（断食）を行なったのは、腺病質で心身共に弱かった十七歳の時です。日本山妙法寺山主、藤井日達《にったつ》上人（一八八五〜一九八五）の高弟、田代行宣法尼の元で十二月一日より一週間の臘八接心《ろうはちせっしん》のウポワズ（断食）行に参禅しました。以来六十余年間、いずれの場所、いずれの国へ行っても毎月の三日間はウポワズ（断食）を実行し、毎年の臘八接心のウポワズ（断食）行も必定遂行してきました。

一九六四年、私はアジア救ライ協会の故宮崎松記博士の懇願を受けて、首都ニューデリーの二〇〇キロ南にあるアグラにおいて、アジア・センターの建設に着手していました。定礎を行なったのはネルー初代首相でしたが、その年の五月二十七日、突然心臓発作で他界され、救ライセンターの建設地はネルー首相最後の定礎石の場所となりました。

ところがその直後、定礎石をアグラから移転すべきことが国会で決定されてしまいました。その理由は、定礎石の位置が世界的にも有名な白亜の殿堂タージ・マハールの東一キロの所であり、それでは今後ハンセン氏病患者がさらに集まってきて、外国からの観光客に迷惑を及ぼすことになるというものでした。当時の教育大臣のチャグラ氏と観光大臣でアグラ出身のバハドゥール氏が、第二代の首相の座に就任したばかりのシャストリ氏に働きかけたのです。

当時、すでに日本では救ライセンター建設募金運動が進展していました。しかもそのキャッチフレーズは、「インド政府が美しい大理石の殿堂タージ・マハールの近くに一〇〇エーカーの土地を提供し、ネルー首相によって定礎石が置かれた。そのインドの誠意に応えよう」というものです。日本の小学校や幼稚園の子どもたちに至るまで呼びかけて、全国的に募金を集めている段階でした。もし建設地を移転することにでもなれば、インドへの不信感が生まれて、頼りにしている募金の不振は当然のことです。

当時のデリーの新聞社はいっせいに「移転は国会で決定した」と報じましたが、私は日本各社特派員の追及を受けながらも、その報道をストップさせました。そして、もしインドの記事をそのまま流せば、大きなミスを犯すことになるであろうと説得して回ったのです。

しかし、事態はますます切迫していたので、私はいったんアグラに帰り、最後の手段として、定礎石を前に静かに無期限のウポワズ（断食）行に入りました。

まさに奇跡が起きたのは、二十一日目でした。

当時のU・P（ウッタル・プラデシュ）州首相のスチャータ・クリパラニィー、中央政府保健大臣スシラー・ナヤール、放送大臣インディラ・ガンディーの三女史、並びにアグラ医科大学教授・学生たちの一致団結の援護とアピールによって、再度の国会審議決定で、ネルー首相の定礎石の位置は移転せずと、確定したのです。

ウポワズ（断食）行の眼に見えない不思議な、そして偉大な力の尊い結晶でありました。

第二部　釈尊の呼吸法

1 ウポワズ（断食）と呼吸

呼吸は肉体と心をつなぐ懸け橋である
食を断つことによって、正しい腹式呼吸が容易になる
ウポワズ（断食）と腹式呼吸を合わせて行なうことで
さまざまな相乗効果が生まれる

食物は、呼吸により取り入れられた酸素で燃焼されエネルギーとなりますが、その摂取量の多少に従って酸素の必要量が決まります。ウポワズ（断食）により食を摂らなければ、酸素量はより少なくてすむわけです。

また胃腸の中の食物量が少ないほど、腹部と胸部を隔てている筋肉性の横隔膜は収縮が

よくなり、上下運動が容易となります。横隔膜の上部は心臓と肺臓に接し、下部は胃・脾《ひ》臓・肝臓に接して、収縮運動による緊張や弛緩で、肺の呼吸作用を助けているのです。

呼吸と感情・姿勢

呼吸が感情と大きく関連していることは日常生活で気づくところです。動揺している時の呼吸は浅く短くなります。

呼吸が無意識に行なわれていると、心身の状態に合わせて姿勢が変わり、それぞれに呼吸の仕方も変わってきます。疲れればあごを出して腰を曲げ、寒さが厳しくなると、肩をすぼめ首を落としています。腹が立ったり怖れたり、また驚いた時には吸った息が止まり、肩は力が入って上がっています。興奮時には上腹部に力が入り、体が硬くなっていますが、落ち着いている時には身体の力が抜け、上体は虚の状態となりリラックスしています。ですから、相手の呼吸の仕方を見れば感情変化が読み取れるわけです。

気力に乏しい人の呼吸は浅くて弱く、気迫に富んだ人の呼吸は、強く、深く、静かです。興奮タイプの人は、吐く息・吸う息共に短く、力が入っています。怒ったり、驚いたり、焦ったりする時には、心拍数の増加に並行して呼吸が浅くなり数が増えます。

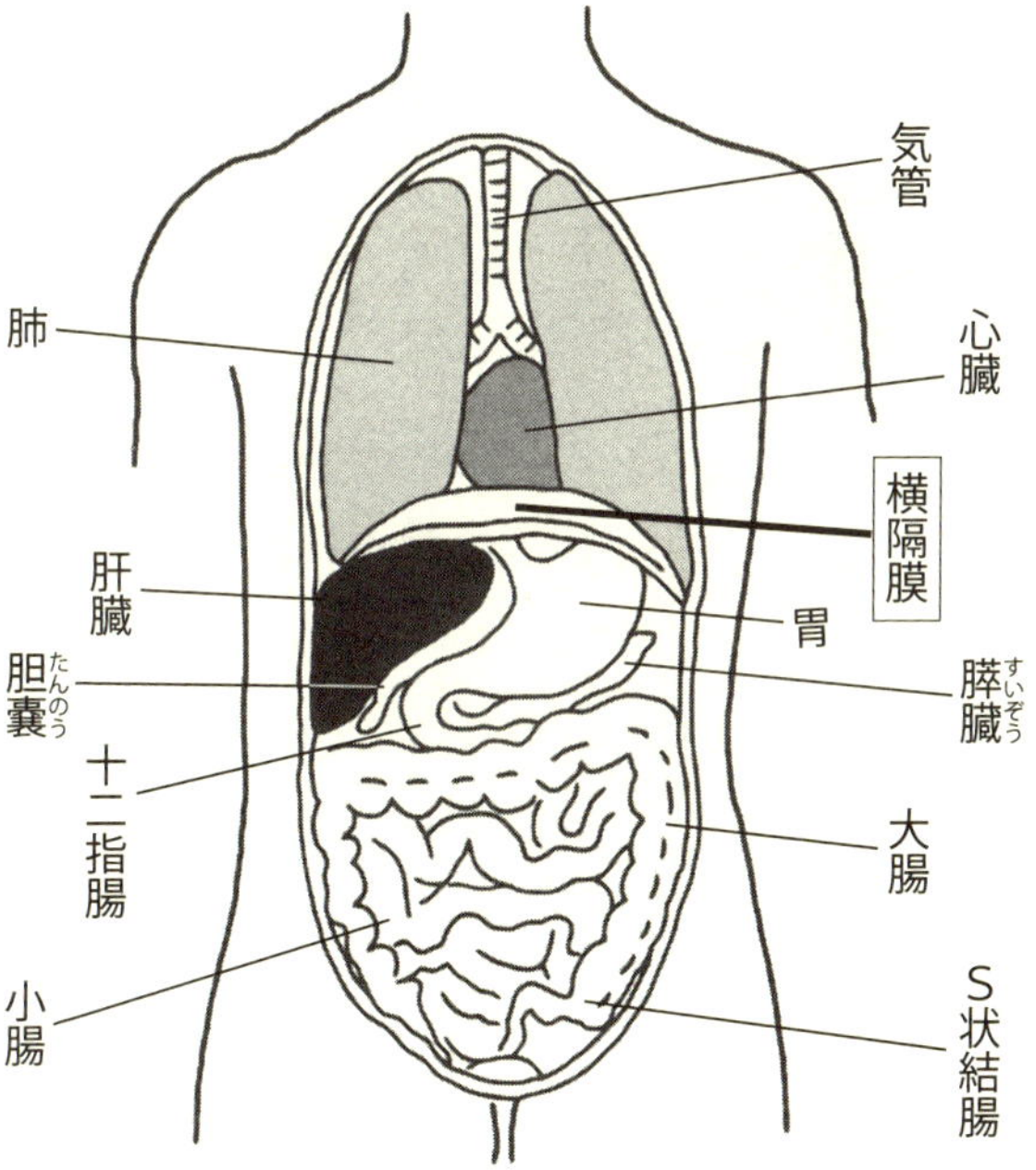

横隔膜と内臓の位置

このような現象が起こるのは、心と肉体が自律神経にコントロールされているためです。逆に、もし呼吸を意識的にコントロールできれば、自律神経の調整を行なって情緒の安定を図ることが可能となり、自律神経失調症にも多大な効果を上げることができます。釈尊は二五〇〇年前に、正しい呼吸法を行なうことによりこれが可能なことを体得されました。

呼息（吐息）が長くなれば、自然に心は落ち着き、平静が保たれます。身体は柔軟になり、疲れにくくなります。同時に、老化を防ぎ、心身の病気治療や予防にも役立ってきます。

呼吸のコントロールはウポワズ（断食）や少食によって、より容易になります。

プロスタグランディンI₂の効果

肺胞の周囲には毛細血管が付着し、空気を吸い込むと肺胞は開き、毛細血管を通して空中からの酸素が血液中に供給され、同時に血液中の炭酸ガスが空気中に放出されます。その時、肺胞の壁からプロスタグランディンI₂という生理活性物質が産出され、これは活性酸素の毒を消す作用もあります。植物性油などに多い不飽和脂肪酸の一種で、血圧調整、胃腸の炎症、胃液分泌、子宮筋収縮、血液凝固などに関与しています。血液中の脂質が動脈の内壁にしみ込むのを防ぐと共に、血の塊や血管のつまりを起こす血栓の形成を抑制する働きがあるので、動脈硬化、高血圧、心筋梗塞、脳梗塞を防ぎます。

血圧が上がるのは、緊張や興奮によってホルモンの一種であるカテコールアミンが分泌されて、心臓からの血液量を増加し、動脈を収縮させるからです。プロスタグランディンI$_2$には、カテコールアミンの分泌を抑えて血管を拡張する働きもあります。

私たちは呼吸をしてプロスタグランディンI$_2$を肺の中で生産していますが、普通の呼吸では肺が完全に膨らまないために生産にも限界があります。三億個の肺胞のうち、一〇〜二〇％は潰れた状態で効率が悪く、肺活量は体力のある人でも全肺量の七五％くらいで、残気量は二五％にも達します。残気量が多いのは不健康であり、肺胞を充分に開かせてプロスタグランディンI$_2$を多く生産するもっともシンプルな方法が、腹式呼吸です。

ウポワズ（断食）と腹式呼吸は表裏一体の関係にあり、合わせて実行することで、様々な相乗効果が生まれます。

2　腹式呼吸の実践

食を断って腹式呼吸を実行すれば、体内の酸素は効率よく増加していく
腹式呼吸は血液浄化の最善の法であり、
体力の個人差は、血液の含有している酸素量でもある

釈尊の呼吸法は、サンスクリット語で「プラーナーヤーマ」といい、腹式呼吸（註1）を基本としています。

意識的な腹式呼吸は、横隔膜の上下運動でもあります。これを実行すれば、体内における酸素は著しく増加し、横隔膜の上下に接する内臓諸器官にマッサージ的な効果を与えます。この結果、内臓諸器官はもちろん、付随する腎臓や膵臓《すいぞう》、腸なども同様に健全になり

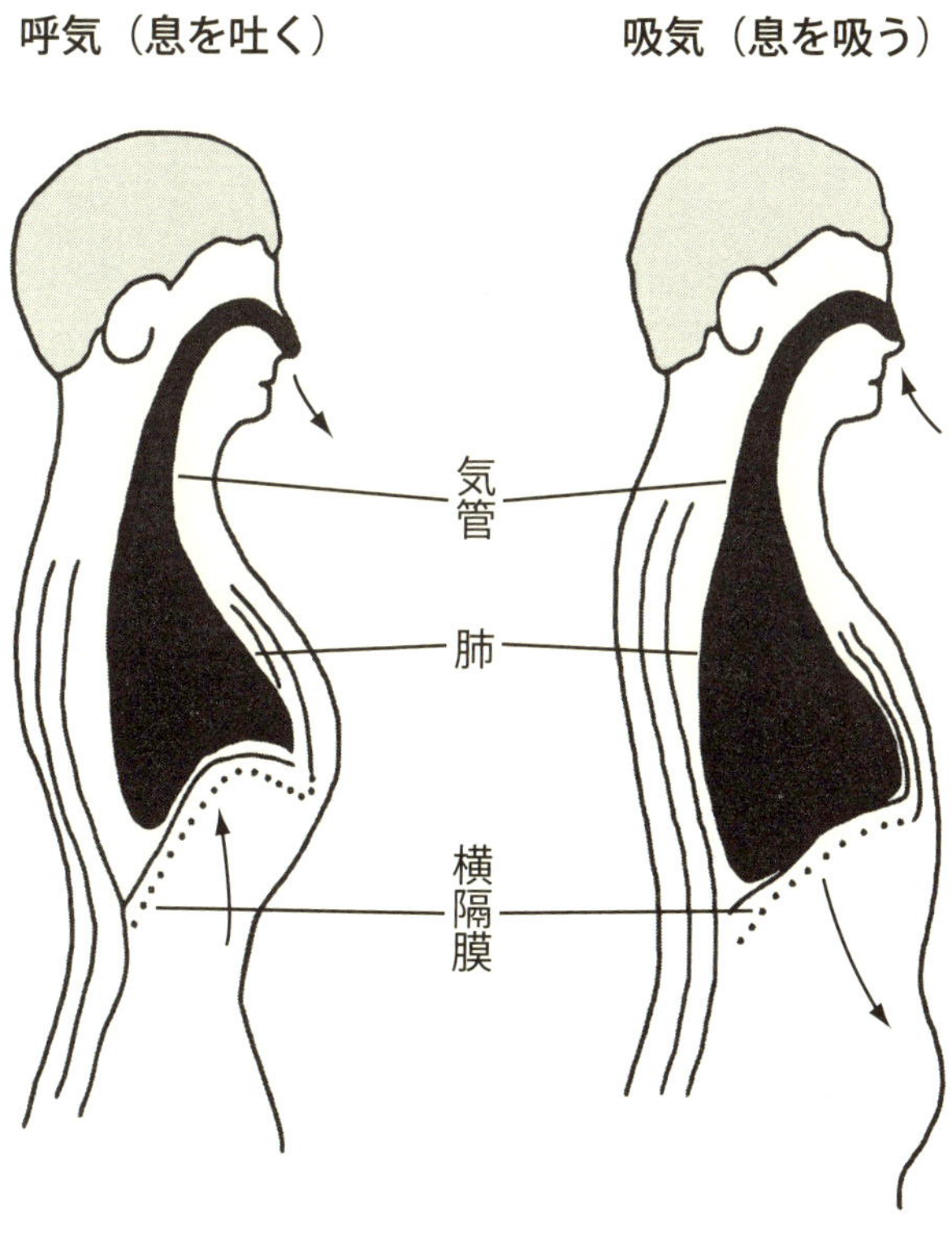

側面から見た腹式呼吸

ます。（註2）

胸式呼吸をしていると、先に述べたように肺臓の下部に位置する肺胞三億個のうち一〇〜二〇％は萎縮しています。これでは効率が悪いので、腹式呼吸によって肺底部の萎縮した肺胞を完全に働くようにするのです。

腹式呼吸は血液浄化の最良の方法です。血液循環が良好となり、疲労が減少し、持久力は強化されます。また常に使用されなかった肺胞の復活で、心臓の筋肉には毛細血管が新生し新陳代謝が常時スムーズに行なわれ、細胞組織の活性化をより促すことになります。体力に個人差があるのは、血液の含有している酸素量の違いでもあります。

それだけに可能なかぎり日常生活の中で心がけて腹式呼吸を行なうことを励行します。そのためにはいつも背骨を伸ばし姿勢を正しくしていることが大切です。座位・仰臥《ぎょうが》位・起立位・歩行中など、いろいろの形で一日に数度、一度に六回ないし九回の腹式呼吸を行ないたいものです。

横隔膜の上下運動の幅は加齢と共に小さくなる傾向にあるので、常に節食を心がけて小さくならないよう留意すべきでしょう。横隔膜をフルに活用することは腹式呼吸の本命であり、健全なる心身の基礎でもあります。

呼気（息を吐く）　　　　吸気（息を吸う）

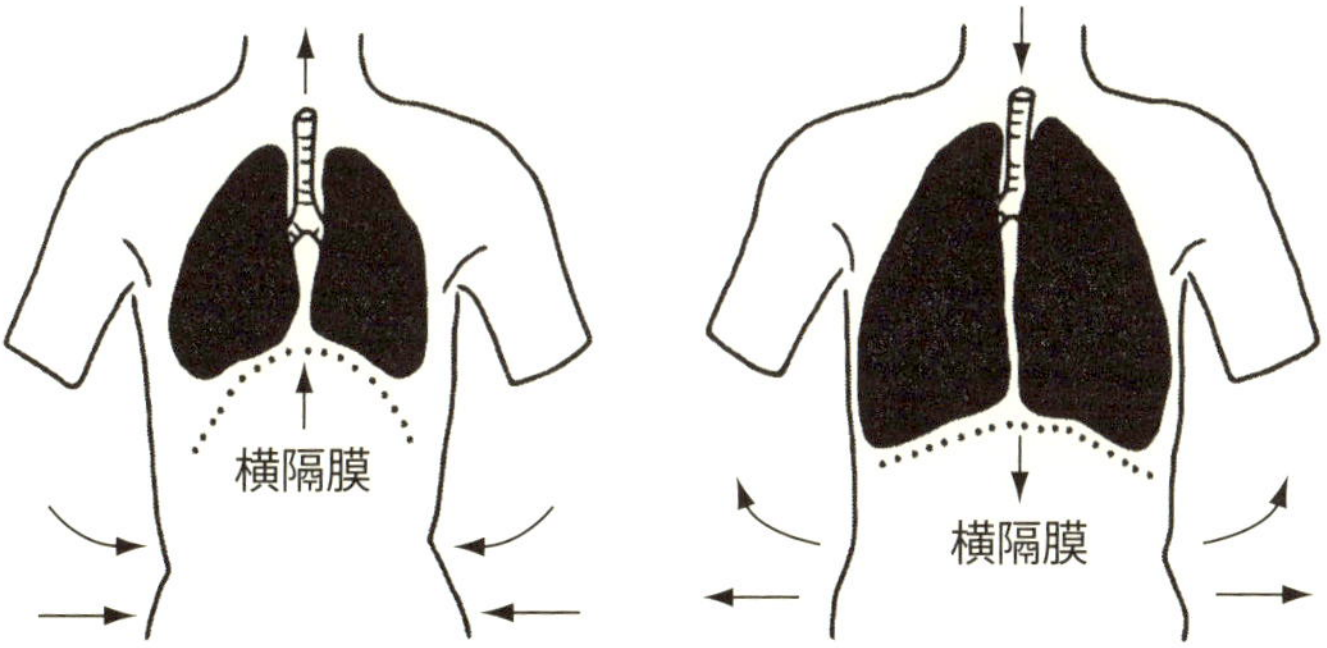

横隔膜：上がる→上限に達した時には、リラックスから緊張になる
肋間筋：収縮

横隔膜：下がる→下限に達した時には、緊張からリラックスになる
肋間筋：拡張

腹式呼吸（横隔膜と肋間筋）

腹式呼吸の実践方法

(1) 呼息（レーチャカ）

呼息（吐息）は、副交感神経が優位に働くので、リラックス状態を作り出します。息を鼻と口から静かに長く、腹を引っ込めて背骨に着くようにしながら吐きます。意識して肛門をしめ、横隔膜はリラックス状態で次第に最上限に達するように努めます。これが腹式呼吸における要点で、長い呼息（吐息）が心身をリラックスさせる基本です。これは長生きにも通じるものです。最上限に達すると、最終的には完全な緊張状態となり、足と腹筋には力が入っている状態になります。

(2) 空息（シューニャカ）

息を吐き切ったら息を止めて口を閉じます。これが止息の段階ですが、息を止めて緊張状態になった時を空息といいます。

(3) 吸息（プーラカ）

吸息の時には交感神経が優位となって、緊張状態になります。血管は収縮し、脈拍は早くなる傾向にあり、血圧も上昇傾向となります。したがって、努めてリラックスして、鼻からのみ息を吸いながら横隔膜は最下限に達するようにします。肛門は開き、最終段階で

	交感神経	副交感神経
呼吸	吸息	呼息
血管	収縮	拡張
血圧	上昇	低下
心拍数	増加	減少
免疫細胞	抑制	活性化
胃の運動	抑制	活性化
腸の運動	抑制	活性化
膵臓	インスリンの分泌低下	インスリンの分泌増加

自律神経における交感神経と副交感神経の作用

もリラックスして意識的に丹田（153ページ参照）に息を溜めるような気持ちで行なうと、三億個の肺胞すべてに満ちることになります。

人間は他の動物と違い、後肢《あとあし》のみで立ち上がっているので、充分に呼息（吐息）に努めれば、吸息は特に意識しなくても、肺に陰圧を生じて空気が自然に入ってきます。
（4）保息（クンヴァカ）
空気が肺に入ったら息を止めます。これを保息といいます。保息は吸息の二倍程度の長さにします。ヒンドゥー・ヨーガでは保息を長くするように説いていますが、酸素の二％は活性酸素ですから、保息を長くしすぎると、健康を害することにもなるのです。

この呼息（吐息）・空息・吸息・保息の四段階の間隔は、初心者は呼息3秒・空息3秒・吸息1秒・保息2秒の割合で練習し、熟練してきたら、呼息9秒・空息15秒・吸息3秒・保息6秒くらいの長さが理想的です。しかし割合にこだわってはいけません。自分自身にもっとも気持ちのよい呼吸法が大切です。

（註1）腹式呼吸の時の体の状態は人間のあらゆる動作の基本であり、瞑想行をはじめ武道や競技などの活動には次の鉄則がある。

上体は、虚にして虚（肩の力を抜くことに留意）。

腹部は、虚にして実（臍下《せいか》丹田は力まず自然に）。

下体は、実にして実。


（註2）腸の長さは小腸が五〜六メートル、大腸が約一・五メートルであるが、周囲には血管が取り巻いていて、鬱血しやすい。息を充分に吐いて腹圧を高めれば血液循環はよくなる。

※横隔膜を上下に動かす呼吸をリズミカルに意識して行うことで、脳内の三種の神経の一つであるセロトニン神経が活発化し、その結果ドパミン神経（喜びや興奮などのプラス思考の時に反応）と、ノルアドレナリン神経（不安や恐怖などのマイナス思考の時に反応）のバランスがとれ、心の安定感が保たれるのです。なお呼息は吸息の二〜三倍が大切です。

3 丹田呼吸の実践

腹式呼吸の最高の境地に達した呼吸法を丹田呼吸という
丹田は下腹部にあり、
自律神経が集まっている太陽神経叢《そう》（腹腔神経叢）がある
そこに意識を集中して呼吸を整える丹田呼吸は
すべての臓器の強化につながり、
健全なる心身発達のための最高の行法である

呼吸は、主に左右の肺にある約三億個の肺胞で行なわれ、空気中から酸素を取り入れ、体内のエネルギー化によって生じた炭酸ガスを排出します。

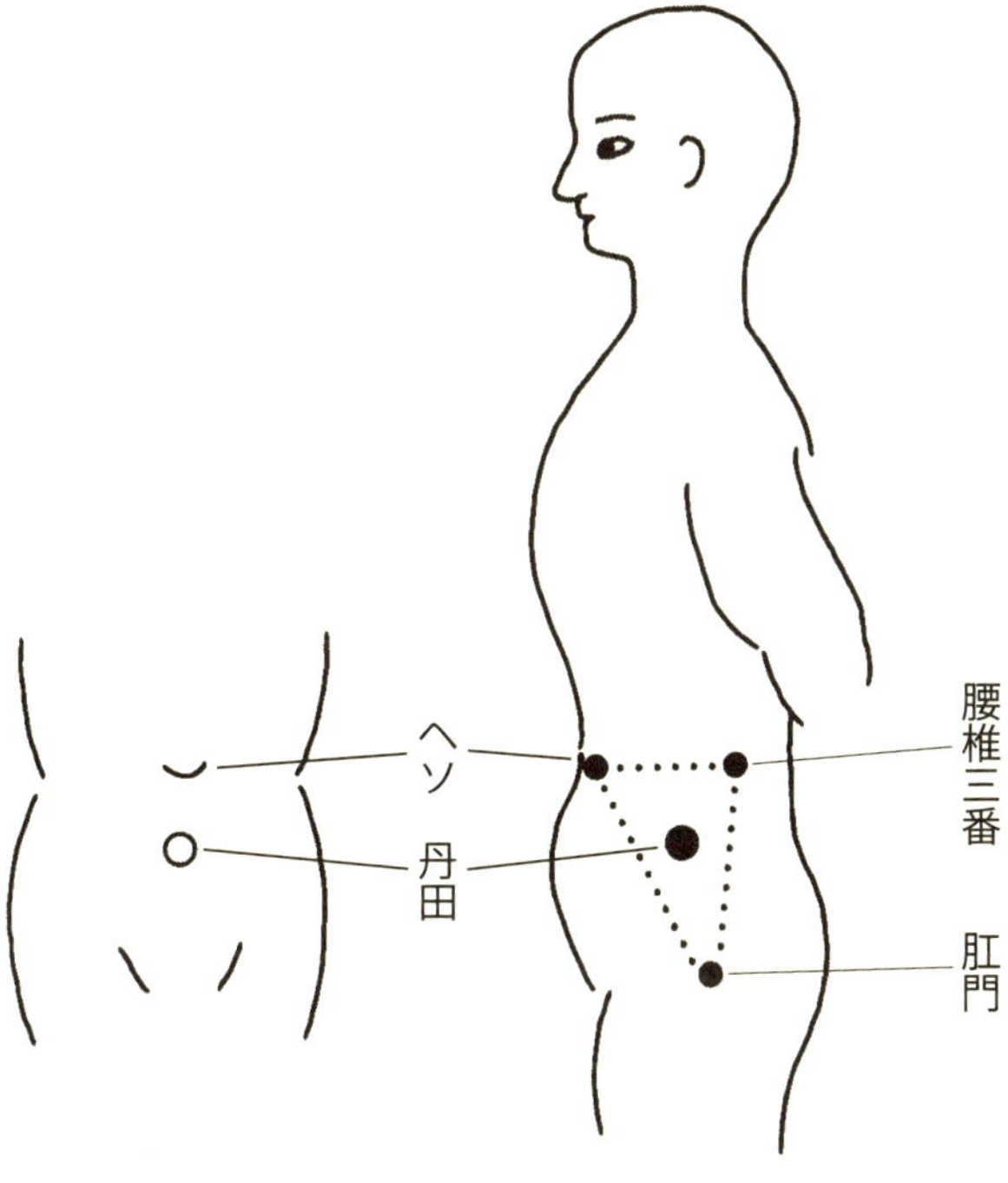

臍下《せいか》一寸（表面から3.3センチ）　臍下《せいか》三寸（内部9.9センチ）

丹田の位置

腹式呼吸の最高の境地に達した呼吸法を丹田呼吸といいます。

丹田は下腹部の臍《へそ》の下一寸（三・三センチ）、臍から下斜め へ内部に向かって三寸（九・九センチ）の位置にあります。そこには多くの自律神経が集まっている太陽神経叢《そう》（腹腔神経叢《そう》）（註1）があります。そこに意識的に力を入れて呼吸を整えるのが丹田呼吸の特徴です。丹田には空気は入りませんが、横隔膜が下がると肺の容積は拡大し、空気は肺底にまで送り込まれます。

太陽神経叢《そう》は、「小さな脳」と称されるほどその機能は複雑で高度であり、内臓全般の運動、分泌、血管系その他の機能をコントロールしています。したがって、丹田呼吸法による横隔膜の積極的な活動こそ、すべての臓器の強化につながり、健全なる心身の発達のための最高の行法といえるでしょう。

この丹田呼吸が人生にとっていかに大事なものかを体得された方が釈尊で、意識的な丹田呼吸によって心身のバランスを保つことを、「中道説」の基本とされました。中道は、単に真ん中という意味ではなく、日常生活テクニックの基本的実践方法です。相互に矛盾対立する二つの極端な立場をふまえつつ、そこから離れ、止揚された自由な立場（両極が次元の高いところで合一するバランスが取れた状態）の実践です。すなわち固定的なものではなく、絶えず動的に創造されていくものです。

ヨーガ行法は、たとえばストレッチで筋肉が緊張状態となる時に吐息を行ないます。これで副交感神経が優位に働き、リラックス状態となります。弛緩と緊張のバランス（中道）を正しく理解し実践して初めて体得できるのです。

丹田呼吸の実践方法

【両鼻《りょうはな》呼吸法】

（1）姿勢を正しくする

正座・金剛坐・結跏趺坐《けっかふざ》（蓮華坐）・達人座・仰臥位《ぎょうが》・歩行中と、どの姿勢にあっても肝要なことは肩の力を抜いて背骨を真直ぐに伸ばしきることです。

（2）呼息（吐息・レーチャカ）

体内の息をできるだけゆっくりと、しかも思いきり長く鼻からそして口から吐きます。横隔膜の鍛練強化が狙いなので、腹を充分に引っ込めながら横隔膜を上に押し上げるようにして、最上限に達する（「完全腹圧」の状態となる）ように努めます。この横隔膜の上下運動による血行の活性化が、自律神経に絶妙なマッサージ的刺激を与えることになります。

（3）止息から空息（シューニャカ）

ゆっくりとリラックス状態で吐いているうちに、徐々に緊張状態となり、口を閉じ息を止めます（止息）。この呼息（吐息）の吐き終わって完全な緊張状態に達した時を、空息（シューニャカ）といい、腹圧で横隔膜は最上限に達しています。

（4）吸息（プーラカ）

口を閉じたまま、鼻から息を吸います。前の空息（シューニャカ）のあとだけに、自然と勢いよく空気が吸い込まれます。この時は緊張を司る交感神経が働くので、なるべく意識的にリラックス状態で吸います。

（5）保息（クンヴァカ）

息を止めます。緊張状態となりますが、意識的にリラックス状態にもっていきます。この保息（クンヴァカ）は空息（シューニャカ）と、息を止める点ではまったく同じ動作ですが、吐いて止めるか、吸って止めるかの違いがあります。

この呼息（吐息）から始まって保息に至る一連の間隔は、初心者には呼息3秒・空息3秒・吸息1秒・保息1秒の割合を目安にした練習をお勧めします。

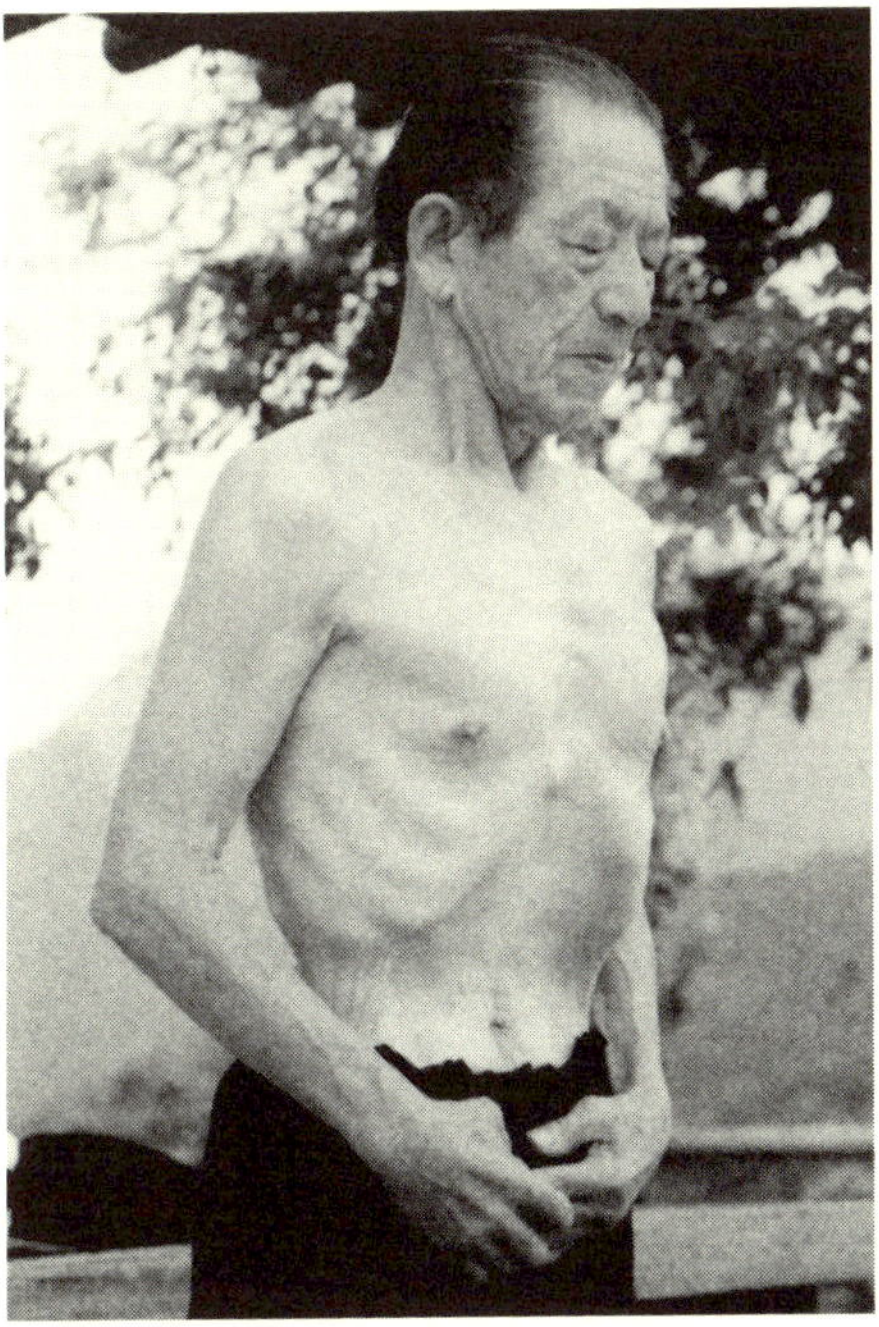

「呼吸法の空息」について指導する著者

（四国、双海でのウポワズの会にて
2002年9月、重信幸広氏撮影）

熟練してきたら、呼息9秒・空息15秒・吸息3秒・保息6秒の割合を目安にして、空息に長い時間をさくことが望ましいでしょう。持続時間が長くなるほど、ガス交換率は活性化し良好となります。

ただし、この割合はあくまでも心がまえであり、とらわれる必要はありません。呼吸法は気持ちよくできることがもっとも大切で、決して無理を続けて行なってはいけません。

呼吸は安静時には一分間に十六〜十八回くらいですが、呼吸を自分の意識下に置き、意識的に呼息（吐息）を深く・長く・強くしながら呼吸回数を減じ、一分間に六回くらいから徐々に二回、一分間に一回というように努めていくと、生理的メカニズムが調整され、極めて心身に顕著な効果があります。

呼吸が深くなって呼吸回数が減ってくると、心拍数も減少します。その結果、腹圧が増し酸素呼吸の効率が高まり、新陳代謝が旺盛となります。

ウポワズ（断食）中に呼吸法を実践すると、贅肉が取れウエストが締まって、容易に体型を美しくさせる効果もあります。

その他、鼻腔内の疾患にも効果があり、肝臓の機能を復活・強化するのに最適でもあります。以上は通常の左右両方の鼻で行なう呼吸法ですが、他に、片鼻《かたはな》呼吸法（交互左右呼吸法）があります。

【片鼻《かたはな》呼吸法（交互左右呼吸法）】

片鼻呼吸法は鼻腔内の通気の良否が確認でき、両鼻呼吸法に比べて意識の強化と呼吸関連の筋肉強化の点でより優れています。鼻腔内の疾患の治癒や生活習慣病、アルツハイマー病の予防にもなります。

インドでは、左の鼻孔で行なう呼吸を「月の呼吸」、右で行なう呼吸を「太陽の呼吸」と称しています。大自然と人間の生理的メカニズムと精神の関係に、呼吸が深く関わっていることを古くからよく知っている民族ならではの美しい言葉です。

（1）背骨を真直ぐに伸ばし、口を閉じます。

（2）左手の親指で左の鼻孔を押さえ、人差し指と中指は眉間に付け、薬指で右の鼻孔を押さえます。

（3）親指を離し、左の鼻孔からゆっくり9数えるくらいの速度で呼息（吐息・レーチャカ）。

（4）15数えるくらいの空息（シューニャカ）。
（5）左の鼻孔から3数えるくらいの速度で吸息（プーラカ）。
（6）親指で左の鼻孔を押さえ、右の鼻孔の薬指を離し6数える間保息（クンヴァカ）。
（7）右の鼻孔からゆっくり9数えるくらいの呼息（吐息・レーチャカ）。
（8）15数えるくらいの空息（シューニャカ）。
（9）右の鼻孔から3数えるくらいの速度で吸息（プーラカ）。
（10）薬指で右の鼻孔を押さえ、左の鼻孔の親指を離し、6数える間保息（クンヴァカ）。

（3）呼息から（10）保息までを左右交互で一回として、最初は一日一度に六回くらいを心がけ、慣れるにしたがって朝夕五～六度、それぞれ六回くらいを行なうとよいでしょう。その際肝心なことは、より効果を高めるためには、自分自身の呼吸にすべての意識を集中させることです。

呼吸法は、公害などで空気の悪い都会では、案外お風呂の中で行なうのもよいでしょう。お風呂の中は、水蒸気でオゾンも豊富であり、家庭内でもっとも空気の浄化された場所で

●腹式呼吸や丹田呼吸の主な効果●

1．脂肪を燃焼し、肥満を防ぐ。

2．中性脂肪値、コレステロール値、血糖値の上昇を抑制する。

3．基礎代謝が増える。

4．生活習慣病(動脈硬化、高血圧、糖尿病、脳卒中)などを防ぐ。

5．便秘を解消する。

6．ストレスを解消する。

＊肛門をしめると下腹部全体が引き締められ、腸の運動が加速して腸の調子がよくなり、腹部に鬱血していた血液が一気に心臓に戻るので、代謝が活発化する。

＊一生の間に打つ脈拍数は約35億といわれ、脈がゆっくり打てば、長生きできる。

……呼吸は肉体と心をつなぐ懸け橋である……

す。お湯の中での腹式呼吸は、気持ちよくできて容易です。

病弱な人や高血圧傾向の人は空息（シューニャカ）と保息（クンヴァカ）は短く行なうことです。

「吐いて、止めて、吸って、止めて」という釈尊の呼吸法のリズムには、実は人間の心身の改造と飛躍に極めて重要な宇宙的呼吸のリズムが秘められています。

（註1）太陽神経叢（腹腔神経叢）は腹脳ともいわれ、第二の脳といえる。大小の内臓神経と腰神経節が左右合体して、その全体の形があたかも「太陽が光を発している」かのようであるため、この名前がつけられている。

太陽神経叢は腹腔内にあって心窩《しんか》部（みぞおち）のうしろにあり、自律神経の集合体である。強い腹圧が加わるほど、太陽神経叢の機能も冴えてきて、この働きいかんで生体の活性度は大きく左右される。太陽神経叢はたえず上下運動する横隔膜の直下にあり、腹部大動脈とその分枝（腹腔動脈及び上腸間動脈）の上にまつわりついている。

4 呼息（吐息）における空息（シューニャカ）の重要性と「間」について

呼息で吐き切ってしまうと、止息の段階となる
吸息は自然に訪れるが、
いきなりは吸わず、そこに芸術の世界でいう「間」「間合い」をとる
これを、空息（シューニャカ）という
運動・動作の強弱と遅速は呼息（吐息）の強弱と
空息（シューニャカ）の力によって左右される

私たちは、母親の体内から産声を上げてこの世に生まれますが、赤ちゃんの第一声は呼息（吐息）です。乳児期は腹式呼吸をしていますが、成長するにしたがい、その大切な腹

式呼吸を忘れて胸式呼吸になり、無意識に無造作に呼吸するようになってしまいます。そのため、肺を充分に活動させて適当な空気を吸うことができず、疲れやすくなり、病気の原因を作っているのです。

呼息（吐息）から空息（シューニャカ）へ

歌ったり、経典を唱えたりする時に、息を吐き、身体中の空気を出してしまうよう努力することで、筋力は強化されます。この時には副交感神経の働きで肉体はリラックス状態になっており、意識的に最大限に呼気に努めても、心身のバランスが保たれているから、限界オーバーになることはありません。

呼息で吐き切ってしまうと、止息の段階となり、次に自然に吸うことになりますが、いきなり吸わず、芸術の世界でいう「間」とか「間合い」をとります。これを、空息（シューニャカ）と称しています。

各種競技の「ヨーイ…ドン」のスタートの間合い、相撲の時の「ハッキヨーイ（発気用意）」の間合い、能や歌舞伎の動作の間合いなど、様々な場面で間は重要な役目をしています。短距離の競走では、「ヨーイ」で息を吐き、「ドン」で息を止め、ゴールまで呼吸をしないで一気に走ります。体操競技の選手は、着地の瞬間には吐いていた息を止めます。スキーのジャンプ競技で空中飛遊から着地する瞬間なども、まさに空息（シューニャカ）の間合いです。

逆に、私たちは何かに熱中していたり驚いたりした時、たとえばレスリングなど格闘技の激突の場面を見ていると、知らずに息を吸い込んで止めています。身内の危篤の報せなどで失心する人がいるのも、同様に思わず息を吸い込んで止めた場合です。

柔道、剣道、ボクシングなどは、吸息の瞬間が相手にわかると、その間隙《かんげき》を「エーイ」というような気合の吐息の威力で倒されます。空手とか合気道などが、深く長く吐き続けることを基本としているのも、この間隙を相手に悟らせないためのトレーニングなのです。空息（シューニャカ）は、鍛練のポイントでもあります。

ヨーガの保息（クンヴァカ）での注意

ヒンドゥー・ヨーガの呼吸法の特徴は、保息（クンヴァカ・吸って息を止める）を重視することを特徴としています。

しかし、注意しなければならないのは、保息（クンヴァカ）で長く息を止めると、胸にも力が入り肺胞内の空気の出入りが停止され、脳出血などを起こすことにもなります。息を長く止める場合には、胸は元来強い圧力をかけてはいけない場所ですから、完全腹圧の状態（横隔膜が最上限に押し上げられた状態）で行なうべきです。腹圧が強ければそれだけ血液循環は活発になります。息を吸って長く止めると活性酸素も溜まることになり、それを防ぐには声帯を開放して息を放出することです。

たとえば、便が硬くなったり便秘したりすると、トイレでは息を止めて力む状態になりがちなので、排便時には鼻と口で息を出しながらする習慣をつけるのが、脳出血発作を防ぐ方法です。

釈尊以前のヨーガの呼吸法は、腹式呼吸ではありましたが、丹田呼吸法にまで至らず不完全な呼吸法でした。そのため釈尊は、丹田呼吸法によってヨーガの呼吸法をもっとも合理的なものに昇華されたのです。

呼息（吐息）の大切さ

人間は死ぬ時に、「息を引き取る」といいます。たいていの場合、これは吸息ですから交感神経が優位に働き、緊張状態となり、だから死体は硬直するのです。

息を吐きながら死に至ることは人生におけるもっとも大切なことの一つでしょう。日頃から呼息（吐息）を大切にしたいものです。安らかな死相になるのは、呼息（吐息）を全うした人なのでしょう。

5 「阿吽《アウン》」の呼吸法

「阿吽《アウン》」の呼吸法とは、腹部から「アー」と長い呼息（吐息）をしながら
体内の炭酸ガスを充分に吐き出し、
「ウンー」の止息から空息（シューニャカ）の状態に達する
血液浄化の呼吸法である
吸息は考慮しなくても、体内に必要な空気は
肺の陰圧で自然に入る

ヨーガ健康法の特徴は「意識・呼吸法・体操（アーサナ）」三位一体の行法で、特に呼吸法の日常生活への応用は、より健全な生活を全うするために医学的にも意義深いものがあ

ります。

現在のヨーガ教室に普及しているマントラ（神言＝真言）・ヨーガでは、「オーム」と言いますが、仏教では「アーウンー」です。

最澄や空海をはじめ日本の遣唐使たちの身命を賭しての修学と修行には、ひたすら敬服の念が増すばかりですが、その中の一つの教えが「阿吽」の呼吸法です。

由緒ある寺院や神社には、仁王尊の起立している仁王門があり、左右に狛犬があります。仁王尊も狛犬も、向かって右が口を開いて「阿（アー）」の呼息（吐息）のポーズで、左が口を閉じて「吽（ウンー）」の止息から空息（シューニャカ）のポーズです。そこには吸息のポーズはなく、このことは重要な意味を含んでいます。（註1）

神仏に接近するには清浄な心身が大切です。仁王門は、神や仏の居ます聖域への門戸であり、仁王尊や狛犬は、神仏に近づくためには心身を浄化して入るべきことを指示しておられるのです。

腹部から「アー」と長い呼息（吐息）をしながら、体内のガスである「邪気」を充分に吐き出して、「ウンー」の止息から空息（シューニャカ）に達します。より浄化されるための呼吸法です。

ただし、病弱な人や高血圧体質の人は、「ウンー」の止息から空息（シューニャカ）を長くしないで短く行なうことを心すべきでしょう。

吸息が考慮されていないのは、長く息を吐くことに意識を伴わせると、腹式呼吸となり、吸息は考慮しなくても、肺の陰圧で体内に必要なだけの空気が自然に入ってくるためです。真の呼吸法は、呼（吐）気に徹し、吐く息を最大限に行なうことです。この深く長く吐く息こそ、呼吸の真髄を究めるもので、その人の内奥に秘められている霊妙な力が顕現されてくるのです。

（註1）「広辞苑」をはじめたいていの国語辞典には「吽」は吸気、吸う息と記載してあるが、共に誤解である。サンスクリット辞典や仏教辞典によれば「アーウンー（阿吽）」とは神仏に接近するマントラで、神聖なる梵語の発音である。アーは開口の音、ウンーは閉口の音で、音声の最初と最後であり、一切の言語音声はこの「アーウンー（阿吽）」の二声に帰する。ゆえに密教では一切諸法を意味し、「阿」を万有発生の理体、「吽」を万有帰着の智徳に配し、また「阿」は大日如来、「吽」は金剛菩薩を現わすとしている。

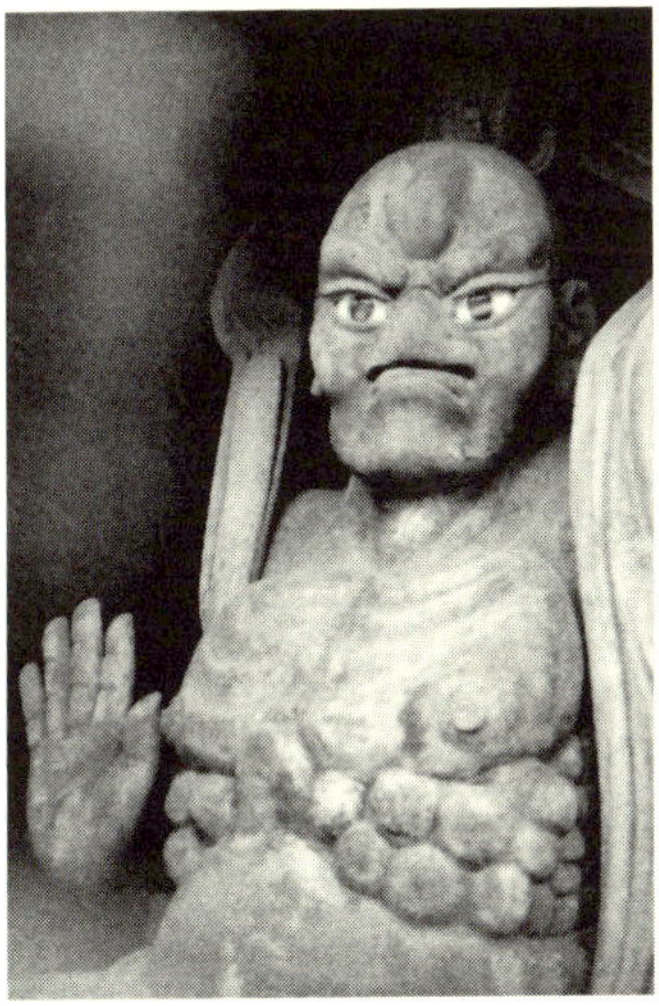

吽の呼吸＝空息

那羅延金剛《ならえんこんごう》は口を固く閉じて結び、右手を開き、息を止める止息から空息の力強いポーズを表現している。

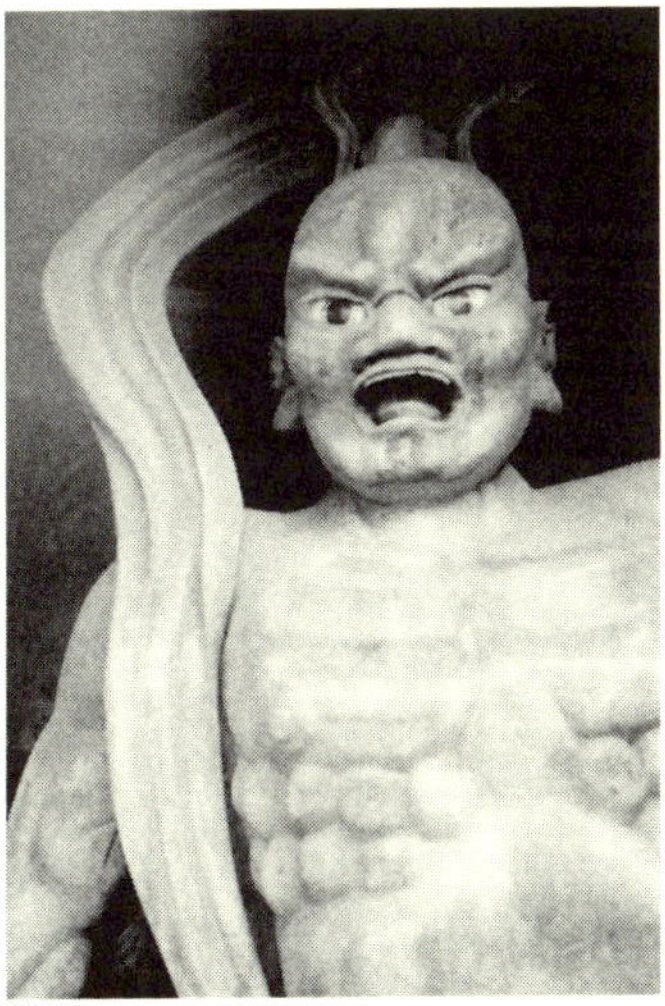

阿の呼吸＝呼息

密迹金剛《みつじゃくこんごう》は口を開き体内の息をゆっくり長く鼻と口から十分に排出している。調気法の大切な基本を示している。

正殿に向かって右が阿の呼吸、左が吽の呼吸である。

阿吽《アウン》の呼吸

付録

【コーカサスヨーグルトの作り方】

日本でヨーグルトというと、ブルガリア菌主体の「ブルガリアヨーグルト」が一般的です。このブルガリア菌は、ラクトバチルス菌が主体で、嫌気性で酸素に触れると死滅するので扱いがむずかしく、容器の消毒が必要です。また、摂氏四〇度以下では発酵が遅れてよいヨーグルトはできません。

これに対し、コーカサスヨーグルト菌の主体は、ラクトコッカス菌とグルコノバクター球菌という、好気性で微量の酸素で生きることができる菌で、そのため扱いが容易であり、摂氏二二度以上の常温でおよそ一晩置けば、ヨーグルトを作ることができます。

私はこのコーカサスヨーグルト菌をインドから持ち帰り、「ウポワズ（断食）の会」等、機会あるごとにみなさんにお分けしています。誰にでも簡単にヨーグルトが作れます。

［作り方］

一リットルの牛乳（パックのままでもよい）にコーカサスヨーグルト菌大さじ一杯程度

を入れて軽くかき混ぜ、菌が呼吸できるように容器（牛乳パック）にティッシュペーパーで覆いをします。ティッシュペーパーでは雑菌が入ると言う人もいますが、心配はいりません。ただし清潔であるように注意します。

室内（二〇度以上三三度以下の場所）に置き、なるべく動かさないようにします。半日から一日でヨーグルトができ上がります。でき上がると見た目は豆腐に近く、さじですくうと、ねばーっとした状態になります。でき上がるまでの時間は季節や室温に左右されます。粘り成分である粘性多糖体には抗腫瘍作用や免疫活性化作用があります。

でき上がったまま放置すると雑菌が入るので、冷蔵庫で保管します。三週間程度は日持ちします。ただし、雑菌が繁殖すると酸味が強くなったりするので、そういう時は素焼きの器に入れ、数日後に固くなったら洗顔や美容パックに利用するとよいでしょう。シルクロード沿いでは婦人の美容はこれで行なわれています。

【チャーチ（塩味ヨーグルト）とラッシー】

インドやシルクロード沿いの国では、どこの家庭でもヨーグルトを手作りして、料理や飲み物にして使っています。

ヨーグルトを六～八倍くらいの水で溶いて天然塩少量を加え、よくかき混ぜた飲み物を「チャーチ」（塩味ヨーグルト）といいます。これを飲むと不衛生な水でもお腹をこわすことがなく、インドやシルクロードの人たちは飲料水の代わりに飲んでいます。夏は冷やして飲み、冬は沸騰しない程度に温めて（ただし、よくかき混ぜてから火にかけること）飲むと、体に最適です。

朝目覚めて一番にチャーチを五〇〇～六〇〇ミリリットル飲むと便通を良好にします。便秘解消の最良の飲み物です。ヨーグルトよりさらに乳酸菌を腸にダイレクトに送るので、腸内細菌叢《そう》の善玉菌が多くなるのです。

チャーチにターメリック（ウコン）の粉末を加えて攪拌し、香辛料で適当に美味しく味付けして、沸騰しないように温めたスープを「カリー」といいます。インド文化圏では、ライスの上からかけて混ぜ合わせて食べます。

「ラッシー」は、天然塩の代わりに砂糖等で甘味を加えた飲み物で、「カルピス」はこの一種です。

ヨーグルトは料理の隠し味にも利用できます。料理の味がまろやかにおいしくなります。また、糠味噌に混ぜると臭みが薄れます。

解説　二十一世紀は釈尊の断食法が出番

医学博士
甲田医院院長　甲田光雄

断食の歴史

この地球上に生命が発生してから三十六億年といわれていますが、生命を支えてきた大自然の法則というものの中に、「断食」の原型があったと思います。動物は体の具合が悪くなると食を断ちます。生命の歴史の中で彼らの体の中に遺伝子としてそういう情報がインプットされてきたのでしょう。

人類における断食の歴史は古く、数千年前から宗教上の、あるいは精神修養などの目的で広く行なわれてきました。キリスト教でも仏教でも、イスラム教でも修行としての断食行があります。世界中のいろいろな宗教が断食というものを重視しているということは、そこに単に肉体だけではなく、心の改造への大きな原動力があるということを認めていたにちがいないのです。

その一方で、先人たちは断食が治病法、健康増進法としても卓効のあることを経験的に知り、これを活用してきました。それを最初に応用したのがインドの伝統医学である「アーユルヴェーダ」です。

日本では千葉の成田山新勝寺の参籠《さんろう》断食が千二百年の歴史をもち、また比叡山の回峰行や吉野の修験道で行なう荒行などで断食が実践されていました。大半は精神修養の目的でしたが、明治の終わり頃から大正時代にかけて、断食を治病や健康増進法として応用する断食道場が全国的に盛んにできました。なかなか治らない病気の治験例が数多く出てきたために専門家も注目し始め、東京大学の大沢謙二教授が一八八九年に成田山新勝寺で参籠断食を行なっている七人を対象に研究をしておられます。これが日本で最初の断食の医学的研究であります。その後、一九二二年に、国立栄養研究所におられた高比良《たかひら》英雄先生が五人の研究者と共にひと月の長期断食を行ない、その研究をまとめて『断食研究』と題して岩波書店から出版しました。これは日本における断食療法研究の古典になっています。

私が初めて断食を行なったのは一九五〇年でした。学生時代から病弱で、休学を繰り返しながら大学病院で現代医学の治療を受けたにもかかわらず回復せず、絶望していたところで、断食療法に興味を抱き、断食道場の門を叩いたのです。そして断食の体験を繰り返すうちに体は回復していき、以来、断食研究を重ねて、開業した医院で患者さんの要望があれば断食療法を実施するようになりました。

結果は予想した以上の好成績で、現代医学では治りにくかった慢性胃腸病やアレルギー疾患をはじめ様々な疾病が断食によって好転する例を数多く経験しました。そこでなんとかして断食療法に現代医学の光をきちんと当てたいと願い、当医院で断食を行なっていた五人の医師と共に「絶食研究会」を一九六七年に発足させました。誰がやっても安全で、しかも確実な効果の上がる、科学的な断食療法というものをこれから作り上げていこうではないかとの思いが出発でした。

断食の精神面への作用は、最近では脳波などで調べます。断食中には、坐禅をしている時と同じように α 波が出てきます。心配事も消え去り、本当に落ち着いた心境になってきた証拠です。また、快感を及ぼすホルモンである β エンドルフィンが分泌されることが認められています。明るい笑顔が出てくるのです。それらの研究から、断食は肉体の病気だけではなく心身症の人たちにも非常に役に立つという点で見直されています。さらに言えば、長期の断食は遺伝子までも変えるということがわかってきました。これは断食の研究が非常に大きく飛躍する可能性のあることを物語っています。これからは断食療法が現代医学の中に位置づけられる時代が来るのだと思います。

有史以来最大の行き詰まりを迎えた人類

我々医者はこのように断食を医学的に応用し活用してきたわけですが、断食は本来肉体だけではなく心も魂も浄化するための方法論です。断食を通して人間としての生き方というものを真摯に考える、それが断食本来の役割でしょう。

そこで現在私たちが置かれている状況を考えてみますと、環境汚染、人口爆発、資源の枯渇等々人類にとって死活問題ともいえる難問が、話題とならない日が珍しいほど、世界の各地から吹き出しております。

どうして人類はここまで追い詰められるほどの誤った生活態度をとり続けてきたのか？

それは、人類独尊という差別思想に基づいていると筆者は考えております。人類がこの地上に出現してから現在に至るまでの約五〇〇万年の間、一貫してそこに立脚した生活態度をとってきたと言えましょう。

つまり、人類にとって都合のよい「いきもの」は飼い慣らして利用し、一方、都合の悪い「いきもの」は平気で皆殺しにしてきたではありませんか。

たとえば農業では、病害虫は殺せと農薬を必要以上にばらまいてきました。

医学の面では抗生物質の濫用という殺菌療法を大々的に行なってきたわけです。

その結果、一時的には人類にとって大変都合のよい結果が得られましたが、しかし一方で重大な副作用としての細菌類の反発が、いま私たちにとって深刻な問題となっているのです。かつて使われた農薬のＤＤＴやＢＨＣなども、いまや環境ホルモンとして南極の海水中にも認められるほどに世界的な拡がりをみせているではありませんか。

また化石燃料の使いすぎによる地球規模の気温の上昇で南極の氷が溶けだし、海水面が次第に高くなってきたことも人類の生存にとって大問題となっています。

このように私たちが直面している難問は、いまや枚挙にいとまがないほど山積みになってしまったというわけです。

人類だけが幸せになるのではなく、地球上に存在するすべての命を大事にする、そうでなかったら、人類が滅びるどころか地球が滅びる時代です。そういう点を謙虚に反省しなければならないのが人類の今の状態です。

食生活を例にとってみれば、現在の日本はこの十年あまり経済成長が低迷を続け、景気がよくないと言われながらも、やはりまだ経済大国で、国民の大半は豊かな食糧事情に恵まれ、人々は美食・飽食を続けております。その結果、腸管に宿便が停滞し、それが原因で肥満症をはじめ糖尿病、脂肪肝、それに高血圧やアトピー性皮膚炎など、いわゆる生活習慣病がますます増え、悪く言えばそれこそ一億総半病人のような情けない状態に陥っております。脳卒中やガン、あるいは心筋梗塞や老人性痴呆症など厄介な病気にかかり、尊い命を落とすことにもなってきます。

過食・飽食をなぜ続けているのか、それは毎日食べている米や野菜あるいは魚や肉などを天からいただく大切な「いのち」として受け取らず、「もの」として考えているからです。だから必要以上に腹一杯食べていても平気な顔をしていられるのです。その結果、「いのち」を粗末にしてきた報いがそのような形で、私たちの運命となって現われてくるわけです。

今こそ釈尊の思想を実行する時

二十一世紀からの人類がすべての難問を解決し正しく繁栄してゆくためには、これまでとってきた人類独尊の差別思想を謙虚に反省するべきでしょう。そして、あの二五〇〇年前に仏教の開祖釈尊が説かれた「真の平等思想」、すなわちこの地球上に生存するすべてのいのち（人間の命だけでなく動植物や微生物のいのち）を粗末にしないという考えに立脚した生活態度を、単に頭の中だけで理解するのではなく、実際に行なうことが必要であると警告したいのであります。

釈尊が「諸苦の諸因は貪欲これ基なり」と教えておられますように、業の深い凡夫の大半は過食・飽食の悪癖から離脱するのが難しいものです。

そこで、釈尊が実行されたウポワズ（断食）が必要になってくるわけです。このお断食によって、日頃の過食で「いのち」を粗末にしてきた罪滅ぼしをさせていただくのです。

お断食によって、身も心も清浄になるということは、四百兆の細胞に対する大きな慈悲行でもあるわけです。この慈悲行に対して、天は「すこやかに老いる」という幸せを与え給うのであります。

釈尊のウポワズ（断食）は、これから全世界の人々が実行することになるでしょう。

その実行に当たっては、若い時から研鑽を積んでこられた大権威者、前田行貴先生のご指導を仰ぐことが賢明な策であると確信している次第です。

地球上に真の健康と福祉が実現することを念願し、解説とさせていただきます。

あとがき

私のモットーは「忍は慈悲なり」です。ウポワズ（断食）を行なう時、食べないことを辛いと思うのではなく、食べないことは一つの慈悲の行であるというふうに意識を切り替えますと、非常に楽しくなります。ウポワズ（断食）はたとえば腸内細菌叢に対する慈悲行でもあります。

ウポワズ（断食）や腹式呼吸・丹田呼吸がいかに正しいものか、自分がこれを実証しなければいけないと思い、お釈迦様の生き方を学びながら、ウポワズ（断食）と呼吸法を併せて指導してまいりました。

二十一世紀はホリスティック（全体）医学の到来です。私たちが真の健康を維持して活動するためには、すべての人にとって食法と呼吸法が基本となります。

二五〇〇年前に釈尊は「中道」の教えを説かれました。これは永遠不滅の教えであり、古今を通じて中道説に則っていないものはいずれもやがては消えていったと申しても過言ではありません。釈尊のウポワズ（断食）と呼吸法はまさしく中道説を具現したもので、今こそ再認識されるべきでしょう。

私が日本でウポワズ（断食）の指導をするようになったのは、一九七四年に日本ヨーガ学会の要請で、東京の西式健康会館においてウポワズ（断食）行法についての講演を行なったのが始まりです。翌年、ヨーガの指導者である故野中淑子先生と萩原中和先生の配慮で有志が奥多摩の大岳山頂に集まり、ウポワズ（断食）行を実践し、それが機縁となって「ウポワズ（断食）の会」が発足しました。以来、全国各地で実践の会が開かれています。

ウポワズ（断食）とそのあとの「梅湯流し」は家庭でも簡単にできますので、ぜひ多くの方に実行していただきたいと願っておりますが、できれば初心者は各地で行なわれている「ウポワズ（断食）の会」に参加して、正しい方法を学んでいただくことが最善です。また、一週間以上の長期間のウポワズ（断食）は、方法を間違えると、時には生命にかかわることもありうるので、適切な指導を受けながら行なうべきであることを申し上げておきます。

日本における断食の医学的研究・実践の第一人者である故甲田光雄医学博士は、ウポワズ（断食）に医学的根拠を与え、実に正しく活用しておられました。これは非常に大切なことだと思います。病が慢性化し、大学病院などで治療を受けながらも不治の病として希望を失った多くの人たちが、甲田博士の元でみごとに健康を回復しているのです。本書の出版に際し、甲田光雄博士に尊い解説をいただきましたことは、真に有り難く光栄に存じます。心身から感謝の意を捧げます。

本書は二〇〇二年に地湧社で出版された『釈尊の断食法』を増補して、内容をより明確にするため改題して再版することにしました。装丁は新たに切画家の風祭竜二先生がデザインして下さいました。題字は、書家・篆刻家の小田玉瑛先生が書いて下さり、真に「釈尊の断食と呼吸法」に相応しいものとなりました。ここに謹んでお礼を申し上げます。

合掌

二〇一二年一月

前田行貴

参考文献

Gandhi,M.K.,Non-Violence in Peace and War, Ahmadabad, 1948
水野南北『南北相法修身録（全）再版』原田祖岳校訂、同愛會、一九三九年
西勝造『西医学断食法』西勝造選集頒布会、一九六〇年
塚越哲哉、小島八郎『新しい絶食療法』日本文芸社、一九六三年
青木春三『断食』秋田書店、一九六七年
石田英湾『生活革命＝玄米正食法』新泉社、一九八一年
甲田光雄『断食療法の科学』春秋社、一九八八年
甲田光雄『奇跡が起こる半日断食』マキノ出版、二〇〇一年
金村毅「空の世界」ウポワズ通信一～一九号、一九九六～二〇〇三年
村木弘昌『釈尊の呼吸法』柏樹社、一九七九年（春秋社、二〇〇一年）
村木弘昌『丹田呼吸健康法』創元社、一九九六年
千島喜久男『血液と健康の知恵』新生命医学会、一九七七年（地湧社、一九八三年）
前田行貴『釈尊の断食法とウポワズ』蓮河舎、一九九一年

前田行貴『佛跡巡禮』蓮河舎、一九八九年
前田行貴『蓮と桜 日本文化の源流・インド』蓮河舎、一九八九年
前田行貴『釈尊の国から来た神』蓮河舎、一九九〇年
前田行貴『瞑想のヨーガ』蓮河舎、一九九一年

〈著者紹介〉

前田行貴（まえだ　ぎょうき）

一九二六年熊本県に生まれる。熊本大学理学部研究科（植物生理生態学）修了。スウェーデンのウプサラ大学へ留学、土壌微生物学を専攻する。一九五五年よりインドのマハトマ・ガンディー大学教授、パンジャブ大学教授および農学部長、アジア救ライ協会総主事を歴任。十七歳の時に断食を体験し虚弱体質を克服して以来、インドで断食と併せてヨーガや呼吸法を学び、実践・研究を続けてきた。一九七五年より日本の各地の「ウポワズ（断食）の会」で指導に当たっている。現在、日印教育協会総裁、国際学究者アカデミー名誉会員。

著書に『キリスト教に与えた仏教思想の歴史的背景』（燕雀社）、『インド再発見』（フジタ）、『瞑想のヨーガ』（蓮河舎）、『インド仏跡巡礼』（東方出版）、『スリランカ仏跡巡礼』『日本文化の源流・インド』（マインド・ウェア）他。

釈尊《しゃくそん》の断食《だんじき》と呼吸法《こきゅうほう》 心身《しんしん》を覚醒《かくせい》させるウポワズと呼吸法《こきゅうほう》

2003年7月15日 初版発行
2012年5月15日 新装改訂4刷発行

著　者　前　田　行　貴　
発行者　増　田　正　雄
発行所　株式会社　地《ち》　湧《ゆう》　社
東京都千代田区神田北乗物町16（〒101-0036）
電話番号：03-3258-1251　郵便振替：00120-5-36341
装　丁　風祭竜二
印　刷　モリモト印刷
製　本　根本製本

うつを克服する活力呼吸法
クラシック・ヨーガとともに

高橋玄朴著

長年ヨーガを指導してきた著者が、心の問題を身体的アプローチで解決する方法を、体験をふまえて説く。丹田呼吸法や古典ヨーガをもとに新たに生み出した活力呼吸法をイラスト付きで解説。

四六判並製

ここ一番に強くなるセロトニン呼吸法
スポーツからスピーチまで

有田秀穂・高橋玄朴著

坐禅に使われる丹田呼吸法が「平常心」を保つのになぜ効果的なのかをセロトニン神経の働きを通じてわかりやすく解説するとともに、ヨガなどの呼吸法の具体的なやり方をていねいに解説する。

四六判並製

ガンジー・自立の思想
自分の手で紡ぐ未来

M・K・ガンジー著／田畑 健編／片山佳代子訳

近代文明の正体を見抜き真の豊かさを論じた独特の文明論をはじめ、チャルカ（糸車）の思想、手織布の経済学など、ガンジーの生き方の根幹をなす思想とその実現への具体的プログラムを編む。

四六判並製

「気」の意味
仙道が伝える体の宇宙

島田明徳著

気を知ることは自分自身を知ること。気を練る修行＝仙道修行の体験をもとに、気にまつわる様々な誤解を一つひとつ取り除きながら、気の本質を鮮やかに解き明かしてゆく気の入門書。

四六判上製

坐禅はこうするのだ
師から見た参禅修行者の姿

井上希道著

坐禅を通じて体得するものは何か。師としての辛口な視点で、日を追って心境変化する参禅者の様子を心の内と外から立体的に描写することによって、参禅修行の要である着眼点を浮き彫りにする。

四六判上製

心の治癒力
チベット仏教の叡智
トゥルク・トンドゥップ著／永沢哲訳

日常的に感じる身心の苦痛や不安をどう受け止め、どう手放すか？　さらにその苦しみを糧として自由に生きるには？　チベット仏教をベースとした体と心の癒しを語る懇切丁寧なマニュアル。

四六判上製

ゾクチェンの教え
チベットが伝承した覚醒の道
ナムカイ・ノルブ著／永沢哲訳

チベットに古くから伝わるこの悟りの道は、あるがままで完全な自分の本質を見出すことにつきる。自分自身の心にひたすら迫ってゆく意識の冒険の姿を、チベット人導師が簡潔な口調で伝える。

四六判上製

チベッタン・ヒーリング
古代ボン教・五大元素の教え
テンジン・ワンギェル・リンポチェ著／梅野泉訳

ボン教はチベットの古代宗教である。本書はボン教をベースに、シャーマニズム、タントラ、ゾクチェンの教えに即し《地・水・火・風・空》の五大元素のバランスをとる方法をていねいに解説する。

四六判上製

自分さがしの瞑想
ひとりで始めるプロセスワーク
アーノルド・ミンデル著／手塚・高尾訳

夢、からだの感覚、自然に出てくる動き、さらに雑念から人間関係まで、ありのままに受けとめることから自分をより深く知り、囚われのない「今」を素直に生きるためのトレーニング・マニュアル。

四六判並製

ゲルソン療法
がんと慢性病のための食事療法
シャルロッテ・ゲルソン他著／氏家京子訳

本書は、徹底した「解毒」と有機無農薬野菜や自然由来のサプリメントによる「栄養補給」で、肝臓を修復し免疫力を高めるゲルソン療法の全体像をわかりやすく説明、その具体的な方法を伝える。

A5判並製